Taw Mepu
Vipin Kumar Sharma
Atul Singh

PAPEL DA GENÉTICA NA ORTODONTIA

Taw Mepu
Vipin Kumar Sharma
Atul Singh

PAPEL DA GENÉTICA NA ORTODONTIA

ScienciaScripts

Imprint
Any brand names and product names mentioned in this book are subject to trademark, brand or patent protection and are trademarks or registered trademarks of their respective holders. The use of brand names, product names, common names, trade names, product descriptions etc. even without a particular marking in this work is in no way to be construed to mean that such names may be regarded as unrestricted in respect of trademark and brand protection legislation and could thus be used by anyone.

Cover image: www.ingimage.com

This book is a translation from the original published under ISBN 978-620-8-11779-5.

Publisher:
Sciencia Scripts
is a trademark of
Dodo Books Indian Ocean Ltd. and OmniScriptum S.R.L publishing group

120 High Road, East Finchley, London, N2 9ED, United Kingdom
Str. Armeneasca 28/1, office 1, Chisinau MD-2012, Republic of Moldova, Europe
Printed at: see last page
ISBN: 978-620-8-21715-0

Copyright © Taw Mepu, Vipin Kumar Sharma, Atul Singh
Copyright © 2024 Dodo Books Indian Ocean Ltd. and OmniScriptum S.R.L publishing group

Conteúdo

INTRODUÇÃO

A má oclusão é uma manifestação da interação genética e ambiental no desenvolvimento da região orofacial. Os ortodontistas podem estar interessados na genética para ajudar a compreender porque é que um paciente tem uma determinada oclusão. A consideração dos factores genéticos é um elemento essencial do diagnóstico que está subjacente a praticamente todas as anomalias dentofaciais. Esta parte do processo de diagnóstico é importante para compreender a causa do problema antes de tentar o tratamento. Saber se a causa do problema é genética tem sido citado como um fator no eventual resultado, ou seja, se o problema é genético, então os ortodontistas podem estar limitados no que podem fazer ou mudar.[1]

Como resultado da nossa maior compreensão do genoma humano, é cada vez mais imperativo que os prestadores de cuidados de saúde se informem sobre as doenças genéticas que provavelmente irão observar na sua prática.[1]

O domínio da genética surgiu do estudo da hereditariedade no início do século XX. Desde então, a genética tem progredido através de uma série de eras definidas com base numa série de grandes avanços conceptuais e técnicos. A genética, como fator etiológico, desempenha um papel crucial no desenvolvimento dos maxilares, tanto da maxila como da mandíbula, na dentição e na oclusão.[2]

Na literatura ortodôntica, há usos inapropriados de estimativas de herdabilidade como um indicador para avaliar se uma má oclusão ou alguma morfologia anatómica é "genética". Como será explicado, isso não tem relevância para a questão. A forma como os factores genéticos influenciam a resposta a factores ambientais, incluindo o tratamento e a estabilidade a longo prazo do seu resultado, determinada por estudos de ligação ou associação genética, deve ser a maior preocupação do clínico.[3]

Em 1836, Frederick Kussel referiu que a má oclusão, tanto dentária como esquelética, podia ser transmitida de uma geração para outra e também afirmou que os defeitos cromossómicos são responsáveis por 10% das más oclusões.[4]

A Ortodontia também progrediu através de uma série de fases conceptuais ao longo dos últimos 100 anos, baseadas em parte no debate contínuo e muitas vezes circular sobre a importância relativa da hereditariedade e do ambiente local na etiologia e no tratamento da má oclusão e das deformidades dentofaciais. Durante os últimos 20 anos, avanços significativos na compreensão da base genómica do desenvolvimento craniofacial e das variantes genéticas associadas às deformidades dentofaciais resultaram numa convergência dos princípios e conceitos da genética e da ortodontia, que conduzirão a avanços significativos nos tratamentos ortodônticos.[3]

A compreensão dos factores genéticos que contribuem para as variações na morfologia dentofacial associadas à má oclusão é a chave para um diagnóstico adequado que, por sua vez, ajuda a desenvolver novas técnicas de tratamento. Os avanços na fenotipagem dentofacial, que consiste na caraterização abrangente da variação dos tecidos duros e moles no complexo craniofacial, juntamente com a aquisição de dados genómicos em grande escala, começaram a desvendar o mecanismo genético subjacente à variação facial. O conhecimento da genética da má oclusão humana é limitado, embora os resultados alcançados até à data sejam encorajadores, com oportunidades promissoras para investigação futura.[4]

Melvin Moss e Letty Salentijn (1969)[14] reviram o método de análise funcional do crânio, centrado na compreensão da forma como dois tipos de matrizes funcionais - periosteal e capsular - moldam o crescimento e a forma do crânio. As matrizes periosteais, constituídas por músculos e dentes, têm um impacto direto nas unidades esqueléticas através de processos como a deposição e reabsorção óssea. Em contraste, as matrizes capsulares operam dentro de volumes protectores definidos pelas cápsulas neurocraniana e orofacial, exercendo influências mais subtis no crescimento, possivelmente através de sinalização bioquímica. O crescimento craniano resulta da atividade combinada de ambas as matrizes, envolvendo a translação espacial e alterações na forma, impulsionadas por forças mecânicas e outras influências.

Stephan F Litton, Leonard V Ackermann , Robert J Issacson , Burton L Shapiro (1970)[15] revisto O prognatismo mandibular, caracterizado pela protrusão do maxilar inferior, pode resultar de discrepâncias verdadeiras no crescimento do maxilar ou de pseudoprognatismo. Este último não envolve crescimento diferencial da mandíbula, mas sim tamanhos equilibrados da mandíbula, com interferências na relação cêntrica. Esta distinção é crucial para um diagnóstico e planeamento de tratamento precisos, uma vez que as verdadeiras anomalias de crescimento requerem intervenções diferentes em comparação com problemas posicionais como o pseudo-prognatismo.

Anders Lundstrom (1984)[16] Investigou e examinou os factores genéticos e não genéticos na variação dento-facial através de estudos de gémeos e famílias para determinar a hereditariedade. Aconselha-se cautela na interpretação devido a potenciais efeitos de herança cultural. Alguns estudos sugerem que os factores genéticos contribuem para cerca de 40% da variação. É necessária mais investigação para clarificar a influência dos factores ambientais. Uma análise da trajetória de 42 pares de gémeos sobre a altura e profundidade faciais não produziu diferenças claras na hereditariedade ou na herança cultural.

John Brady(1990)[17] São apresentados dois casos de falha primária de erupção, os de um filho e de sua mãe. Ambos parecem semelhantes, em muitos aspectos, a casos relatados anteriormente, embora o envolvimento dos incisivos no caso da mãe seja raro. Em nenhum dos casos a exposição cirúrgica ajudou na erupção dos dentes envolvidos, indicando a inutilidade desse procedimento nesses casos. No caso do filho, a falta de uma oclusão do segmento vestibular e o crescimento alveolar associado não parecem ter afetado o desenvolvimento facial vertical, implicando que o crescimento basal da mandíbula é o principal determinante da altura facial neste indivíduo.

Isabelle Lauweryns, Carine Carels e Robert Vlletinal (1993)[9] É apresentada uma revisão da literatura sobre os diferentes resultados obtidos com estudos de gémeos e famílias relativamente ao desenvolvimento e à estrutura do complexo dentofacial. São mencionados os recentes avanços nos estudos de gémeos e famílias. A atenção centra-se nos componentes funcionais considerados de importância primordial no crescimento craniofacial.

G Wolff, TF Wienker , H Sander (1993)[18] fizeram uma revisão sobre o prognatismo mandibular e afirmaram que este é tipicamente poligénico, mas em algumas famílias pode resultar de um gene dominante raro (*176700). Um estudo envolvendo 13 famílias nobres europeias com 409 membros ao longo de 23 gerações revelou uma penetrância incompleta deste gene. A análise do pedigree sugeriu uma estimativa de máxima verosimilhança do parâmetro de penetrância p = 0,955 (SE 0,038)

Morton NE (1993)[5] publicou uma revisão pormenorizada sobre a cartografia genética, a herança complexa, a estrutura da população e o futuro da epidemiologia genética.

S Peck, L Peck e M Kataja (1996)[19] realizaram um estudo que examinou 58 pacientes ortodônticos brancos norte-americanos com deslocamento palatino dos dentes caninos superiores para agenesia dentária associada e incisivos laterais superiores em forma de pino.

Foram encontrados aumentos significativos na ausência de terceiros molares e segundos prémolares em comparação com os dados normativos. No entanto, a prevalência de incisivos laterais em forma de pino não diferiu estatisticamente. Os resultados sugerem um complexo de distúrbios dentários geneticamente relacionados envolvendo agenesia dentária, redução do tamanho dos dentes e caninos deslocados palatalmente.

S Peck, L Peck , M Kataja (1998)[20] realizaram um estudo para examinar a má oclusão severa de Classe II Divisão 2 (II/2) conhecida como mordida de cobertura, caracterizada pela ocultação dos incisivos mandibulares. Cefalometricamente, apresenta crescimento vertical posterior da mandíbula, rotação para frente e hipo divergência. Anteroposteriormente, observam-se relações maxilomandibulares normais, com excessivo desenvolvimento ósseo anterior da mandíbula. Dentalmente, os diâmetros menores dos incisivos sugerem influências genéticas na formação da mordida profunda II/2.

P A Mossey (1999)[11] analisou o debate sobre o papel da genética e do ambiente no desenvolvimento da má oclusão. Embora a genética conduza em grande parte o desenvolvimento craniofacial embrionário, os factores ambientais pós-natais, especialmente durante o crescimento facial, também contribuem. Os tratamentos ortodônticos e ortopédicos para a má oclusão têm um sucesso limitado. A compreensão da causa e do tratamento da má oclusão depende da distinção entre as influências genéticas e ambientais no desenvolvimento craniofacial. No entanto, as lacunas na compreensão dos mecanismos genéticos e a insuficiente evidência do impacto ambiental dificultam este esforço.

P.A Mossey (1999)[10] fez uma revisão da literatura e resume as provas da influência da genética nas anomalias dentárias e na má oclusão. Entre as conclusões, encontra-se a de que, embora o fenótipo seja inevitavelmente o resultado de factores genéticos e ambientais, existem provas irrefutáveis de uma influência genética significativa em muitas variáveis dentárias e oclusais.

Sandler I (2000)[6] revisto sobre a lei de Mendel e a história da genética.

H Kapadia , G Mues, RD Souza (2007)[21] O desenvolvimento da dentição envolve intrincadas interações epiteliais-mesenquimais, reguladas por vários factores de crescimento, factores de transcrição e morfogénios. A agenesia dentária, muitas vezes resultante de distúrbios neste processo, tem sido associada a genes como MSX1 e PAX9, inicialmente descobertos em ratos. Em humanos, mutações heterozigóticas em qualquer um destes genes podem causar agenesia dentária, com padrões distintos. A investigação futura tem como objetivo compreender a relação molecular entre o PAX9, o MSX1 e o Bmp4, bem como explorar outros genes que contribuem para a agenesia dentária humana.

Andrew C Lidral, Lina M Moreno, Steven A Bullara (2008)[22] revisão sobre os factores genéticos e ambientais que contribuem para a fenda labial e palatina. Avanços recentes identificam genes responsáveis por até 20% dos casos. Estudos de todo o genoma revelam potenciais regiões ricas em genes, incluindo o cromossoma 9. Os esforços centram-se na identificação de genes e na compreensão das interações para melhorar o aconselhamento de risco e as terapias preventivas.

P.J Coster, L.A Marks, L.C Martens, A Huysseune (2009)[23] A hipodontia pode ocorrer como uma condição isolada que afecta um ou mais dentes, ou pode estar associada a síndromes sistémicas. Os genes envolvidos na hipodontia não-sindrómica incluem TGFA, MSX1, PAX9, AXIN2 e FGFR1. O nosso objetivo foi rever os mecanismos moleculares da agenesia dentária e das síndromes associadas à hipodontia.

Morgan S Rutledge, James Kennedy Hartsfield (2010)[24] revisto sobre a deslocação palatina dos caninos superiores acompanha frequentemente a agenesia dos incisivos laterais permanentes adjacentes, sugerindo uma influência genética no desenvolvimento dos incisivos laterais superiores. No entanto, eles também podem ocorrer de forma independente, sugerindo um impacto genético mais amplo na dentição. Estudos familiares indicam um gene dominante com baixa penetrância, mas a apresentação variável sugere uma etiologia complexa. Estudos em larga escala utilizando técnicas modernas de genotipagem são cruciais para desvendar os fundamentos genéticos e as interações com factores ambientais, melhorando a nossa compreensão e o tratamento desta anomalia.

James Kennedy Hartsfield (2011)[1] Os ortodontistas podem estar interessados na genética para ajudar a compreender porque é que um doente tem uma determinada oclusão. A consideração dos factores genéticos é um elemento essencial do diagnóstico que está subjacente a praticamente todas as anomalias dentofaciais. Esta parte do processo de diagnóstico é importante para compreender a causa do problema antes de tentar o tratamento. Saber se a causa do problema é genética tem sido citado como um fator no resultado final; ou seja, se o problema é genético, então os ortodontistas podem ser limitados no que eles podem fazer (ou mudar).

Derya Germec Cakan, Feyza Vlkur, Tulin Taner (2012)[25] revisto Compreender a base genética dos problemas ortodônticos é essencial para um tratamento eficaz. A genética influencia factores como o alinhamento dos dentes, a forma da mandíbula e a estética facial. Os recentes avanços na genética ajudam os ortodontistas a adaptar os planos de tratamento a cada paciente. A consideração de factores genéticos durante o diagnóstico permite uma compreensão abrangente das anomalias esqueléticas, conduzindo a um tratamento mais direcionado. Manter-se atualizado sobre a investigação genética garante que os ortodontistas proporcionam os melhores resultados aos pacientes.

LM Moreno Uribe e S.F Miller (2014)[26] analisaram os avanços na fenotipagem dentofacial e os dados genómicos estão a revelar os factores genéticos subjacentes à variação facial. Embora o conhecimento da genética da má oclusão seja limitado, a investigação mostra pistas promissoras para exploração futura. Esta revisão resume as variações dentofaciais comuns relacionadas com as más oclusões e a compreensão atual dos papéis genéticos no seu desenvolvimento. **David S Carlson (2015)[2]** A ortodontia tem evoluído através de debates sobre genética versus factores ambientais na má oclusão. Os recentes avanços na compreensão da base genómica do desenvolvimento craniofacial conduziram à ortodontia de precisão, integrando variantes genéticas individuais para melhorar os resultados do tratamento da má oclusão e das deformidades dentofaciais.

Yujio Guo, Shushu He, Tian Gu, Yi Liu, Song Chen(2016)[27] realizaram um estudo que envolveu 174 pacientes ortodônticos, foram investigados os factores que influenciam a reabsorção radicular apical externa (RRAE). A tomografia computorizada de feixe cónico avaliou o volume e a reabsorção radicular, enquanto a análise genética visou o SNP rs419598 da IL-1RN e o SNP rs1800796 da IL-6. Os resultados não mostraram associação entre a EARR e o sexo, a movimentação dentária ou o SNP rs419598 da IL-1RN. No entanto, o genótipo IL-6 SNP rs1800796 GC correlacionou-se com o aumento da EARR, apresentando diferenças significativas de reabsorção radicular em comparação com o genótipo CC. Isto sugere que o SNP rs1800796 GC da IL-6 é um potencial fator de risco de EARR, justificando uma investigação mais aprofundada do movimento radicular, do SNP rs419598 da IL-1RN e do sexo como potenciais contribuintes.

Jean Gayon (2016)[7] As raízes da genética remontam aos trabalhos de Gregor Mendel sobre a hibridação das plantas em 1865, tendo o termo "genética" sido cunhado em 1906 para descrever a ciência da hereditariedade. A genética mendeliana, baseada na análise de cruzamentos, introduziu conceitos como gene, genótipo e fenótipo. Na década de 1910, fundiu-se com a teoria cromossómica da hereditariedade para formar a genética clássica, em que o gene tinha múltiplas funções. A descoberta do ADN como material de herança, na década de 1950, deu início à biologia molecular, desvendando os intrincados mecanismos de funcionamento do material hereditário.

Mehmet Citak et al (2016)[28] realizaram um estudo com o objetivo de avaliar as anomalias dentárias em pacientes ortodônticos com agenesia do incisivo lateral superior (MLI). Registos de 1964 pacientes foram analisados para anomalias associadas usando radiografias panorâmicas e moldes dentários. Dentre eles, 90 apresentavam agenesia de MLI (prevalência: 4,6%). As anomalias associadas mais comuns incluíram agenesia de outros dentes (23,3%), MLIs em forma de pino (15,6%), taurodontismo (42,2%) e dilacerações radiculares (18,9%). O estudo destaca uma associação frequente entre agenesia de MLI e agenesia de dentes permanentes, taurodontismo, MLIs em forma de pino e dilacerações radiculares.

Ana Doracznska, Kamil H Nelke, Maria M Sasiadek, Hanna Gerber (2017)[29]

Os relatos revistos de gémeos que partilham a má oclusão e a sua presença em segregação familiar realçam a importância das influências genéticas. Os padrões de hereditariedade envolvem provavelmente um fundo multifatorial e poligénico, com expressões moduladas por limiares ou penetrância incompleta num modo autossómico dominante. As análises de ligação identificaram loci significativos, incluindo 1p22.1, 1p22.3, 1p32.2, entre outros, enquanto genes candidatos como MATN1, COL2A1 e FGFR2 estão implicados. Além disso, suspeita-se que a regulação epigenética envolvendo genes como MYH1, MYH2 e HDAC4 contribua para o prognatismo mandibular.

Abu Hussein Muhamad e Nezar Watted (2019)[3] revisaram que a má oclusão resulta de uma complexa interação de fatores genéticos e ambientais durante o desenvolvimento orofacial. Reconhecer as influências genéticas no diagnóstico ortodôntico é crucial para entender a causa do problema e o potencial de tratamento. As más oclusões de base genética são geralmente menos sensíveis ao tratamento ortodôntico do que as causadas por factores ambientais. Compreender o equilíbrio entre a genética e o ambiente aumenta a capacidade do ortodontista de alcançar resultados bem-sucedidos. Portanto, considerar os factores genéticos é essencial para diagnosticar e tratar eficazmente as anomalias dento-faciais.

Alexandra R Vieira (2019)[12] A genética tem sido sugerida como uma explicação para a etiologia das más oclusões, embora alguns questionem, devido à perceção de que a herança genética está ligada a uma forma de herança monogénica ou mendeliana. Este artigo descreve a herança das más oclusões, destacando as áreas do conhecimento onde a investigação tem explorado mecanismos que explicam os desvios nos padrões de crescimento craniofacial. As más oclusões têm um padrão de hereditariedade complexo ou multifatorial, em que mais do que um gene está envolvido no desenvolvimento do fenótipo. Existe também a possibilidade de o ambiente influenciar as más oclusões.

Praveen Kumar Neela et al (2020)[4] analisaram o desenvolvimento das estruturas craniofaciais e dentárias que envolve mecanismos genéticos complexos influenciados por factores genéticos e ambientais. Esta revisão centra-se na base genética das variações orofaciais e dentofaciais não sindrómicas, nas más oclusões (excluindo a fenda lábio-palatina) e nos avanços da genética molecular para melhorar os resultados do tratamento.

Margarita Zeichner David (2021)[13] reviewed O movimento dentário ortodôntico depende de uma delicada interação entre a reabsorção e a deposição óssea, orquestrada por vários eventos físicos, celulares, bioquímicos e moleculares nos tecidos periodontais. Os genes que regulam os neurotransmissores, as moléculas de sinalização, os componentes da matriz extracelular, as citocinas, os factores de crescimento, entre outros, controlam o ligamento periodontal e a remodelação óssea durante o movimento dentário. Compreender estas expressões genéticas e a sequência de eventos é essencial para compreender o processo, desenvolver novos tratamentos, otimizar os resultados e minimizar os efeitos secundários no tratamento ortodôntico.

HISTÓRIA DA GENÉTICA

De acordo com Stent (1971), a primeira prova de hereditariedade foi ensinada e desenvolvida por Hipócrates no século V a.C., na Grécia. As ideias de Hipócrates podem ser designadas como a teoria dos tijolos e argamassa, que afirma que o material hereditário consiste em matéria física. Ele postulava que os elementos de todas as partes do corpo se concentravam no sémen masculino e depois formavam um ser humano no útero. Também acreditava na herança das caraterísticas adquiridas. Um século mais tarde, Aristóteles criticou a teoria de Hipócrates e, em vez disso, propôs que a hereditariedade envolvia a transmissão de informação - um modelo de planta. Aristóteles rejeitou a teoria de Hipócrates por várias razões. Salientou que, por vezes, os indivíduos se assemelham mais a antepassados remotos do que aos seus pais diretos.[5] William Bateson, um geneticista britânico, foi a primeira pessoa a utilizar o termo genética (do grego genno, ou seja, dar à luz) para descrever o estudo da hereditariedade e a ciência da variação. Utilizou pela primeira vez o termo "genética" publicamente na Terceira Conferência Internacional sobre Hibridação de Plantas, em Londres, em 1906.[6]

Gregor Johann Mendel (1822-1884) é frequentemente designado como o pai da genética pelo seu estudo da hereditariedade das caraterísticas das plantas de ervilha. Foi Mendel quem demonstrou que a hereditariedade das caraterísticas segue leis específicas, que mais tarde receberam o seu nome. O livro de Bateson de 1902 foi certamente um acontecimento fundamental, porque mostrou que a primeira lei de Mendel (a lei da segregação, que se aplica a um só carácter) se aplicava não só às plantas mas também aos animais. Bateson também defendeu que as leis mendelianas da hibridação não se aplicavam apenas aos resultados de cruzamentos entre indivíduos de variedades ou espécies distintas, mas a um grande número de diferenças hereditárias individuais entre praticamente todos os organismos que se reproduzem sexualmente.[7]

Horowitz *et al.* (1960) estudou pares de gémeos adultos fraternos e idênticos, utilizando apenas medidas cefalométricas lineares, e demonstrou variações hereditárias altamente significativas na base anterior do crânio, comprimento do corpo mandibular, altura inferior da face e altura total da face.[10]

Hunter (1965) também utilizou medições lineares em telerradiografias laterais e concluiu que existe uma componente genética de variabilidade mais forte para as medições verticais do que para as medições na dimensão antero-posterior.

Litton et al (1970) concluíram que os irmãos geralmente apresentam tipos semelhantes de má oclusão e que o exame dos irmãos mais velhos pode fornecer uma pista para a necessidade de interceção e tratamento precoce da má oclusão.[10]

Harris (1963) recomendou que qualquer estudo de variação genética utilizando linhas e ângulos requer o uso de análise multivariada para identificar relações significativas, enquanto Kraus *et al.* (1959) criticaram o uso de linhas e ângulos para estudar a hereditariedade e preferiram a sobreposição de perfis ósseos para ilustrar o controlo genético da morfologia craniofacial. O seu estudo envolveu a sobreposição de cefalogramas laterais de uma amostra de gémeos idênticos e mostrou que muitos contornos ósseos estão em concordância quase perfeita.[10]

Curtner (1953), que sobrepôs cefalogramas laterais de crianças aos dos seus pais. Os perfis sobrepostos foram pontuados visualmente e subjetivamente para concordância ou discordância, e foram encontradas semelhanças entre pais e irmãos para muitas estruturas craniofaciais. Margolis *et al.* (1968) chegaram a uma conclusão semelhante num estudo cefalométrico dos pais e irmãos de 68 famílias.[10]

A ANATOMIA DO GENOMA HUMANO

A nossa compreensão e investigação das doenças genéticas requerem o conhecimento da "unidade" mais importante da genética, o gene. O Projeto Genoma Humano forneceu informações de sequência altamente precisas sobre os 3 x 109 pares de bases (3000 megabases) de ácido desoxirribonucleico (ADN) presentes no genoma humano. Na sua sequência encontram-se todos os genes e elementos funcionais e estruturais que determinam o desenvolvimento de um ser humano normal.[8]

ADN

O ADN celular contém toda a informação genética necessária para o desenvolvimento orquestrado das células em tecidos, órgãos e num organismo completo como o ser humano. O ADN forma uma estrutura helicoidal de cadeia dupla através de ligações de hidrogénio. Apenas dois pares de bases são possíveis: G-C e A-T. A unidade de ADN de cadeia dupla constituída por dois nucleótidos é designada por par de bases (bp). A dupla hélice de ADN enrola-se em torno de proteínas cromossómicas chamadas histonas para formar nucleossomas; estas também adoptam uma estrutura enrolada para formar uma fibra de cromatina que, depois de enrolada, forma o cromossoma.[8]

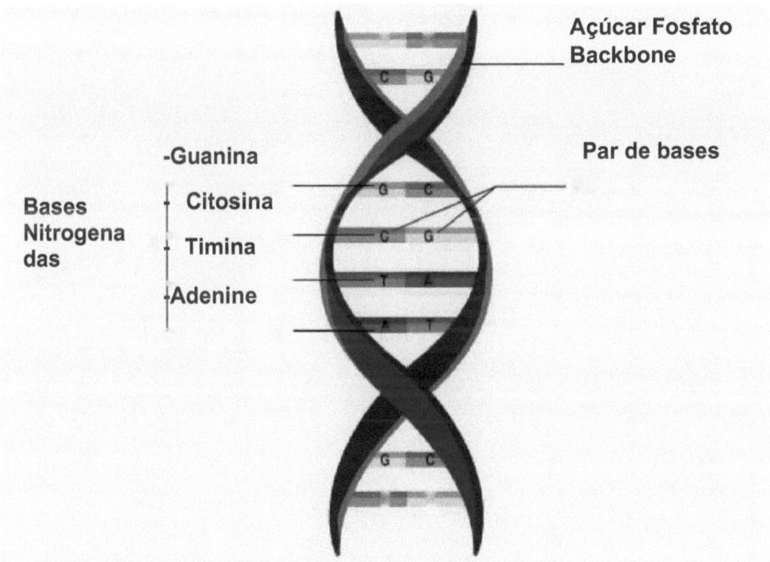

Figura-1 Estrutura do ADN

CROMOSSOMOS

Praticamente todas as células humanas contêm 46 cromossomas, 22 pares de autossomas e os dois cromossomas sexuais, X e Y. Um de cada par é derivado de cada progenitor. Estes 46 cromossomas são o número diploide observado nas células somáticas. Apenas as células germinativas (espermatozóides e óvulos) têm o número haploide de 23 cromossomas, 22 autossomas e um cromossoma X ou um cromossoma Y. Os cromossomas X e Y são conhecidos como cromossomas sexuais porque determinam o sexo de um indivíduo; XY no homem e XX na mulher, sendo que o cromossoma Y contém o fator determinante do testículo: uma propriedade especial do cromossoma X nas mulheres é designada por inativação do X (lionização). Um dos dois cromossomas X de uma célula está inativo, pelo que, de forma semelhante aos homens, as mulheres apenas expressam uma cópia dos genes do cromossoma X. O processo de inativação é aleatório. Este facto pode ter influência na expressão de doenças que se devem a mutações em genes do cromossoma X, uma vez que tanto o gene normal como o mutante podem ser inactivados.[9]

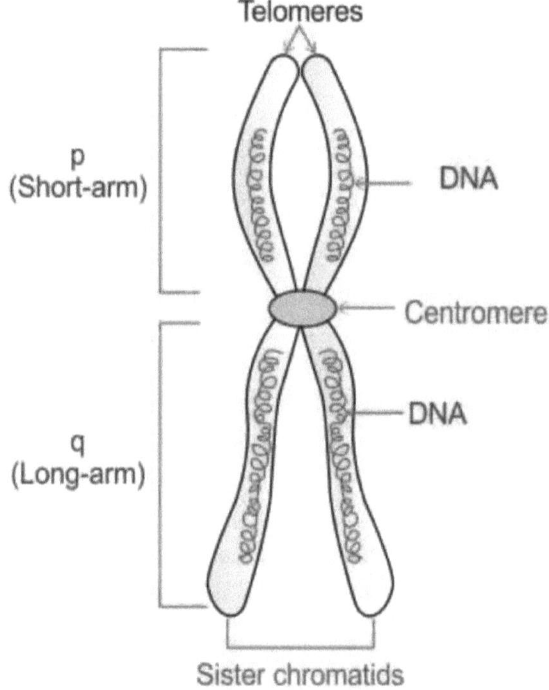

Figura-2 Estrutura dos cromossomas

O CÓDIGO GENÉTICO, OS GENES E OS LOCI

O código genético através do qual o ADN orienta a síntese de proteínas é uma série de códons que vão de 5' a 3' ao longo da cadeia linear de codificação do ADN. Cada códão é uma unidade de três nucleótidos que especifica um determinado aminoácido a ser incorporado na proteína madura, por exemplo, metionina: ATG. Existem 4 (64) tripletos diferentes; 61 especificam um dos 20 aminoácidos. Os tripletos TAA, TAG e TGA são códons "sem sentido" que não especificam um aminoácido e, em vez disso, terminam a cadeia polipeptídica em crescimento. Por conseguinte, alguns aminoácidos são especificados por mais do que um codão.[8]

Como já foi referido, apenas uma fração muito pequena do genoma humano codifica proteínas; estas regiões codificadoras de proteínas são designadas por genes. Um locus refere-se a qualquer área do genoma. Nem todo o ADN de um gene codifica a eventual proteína; as sequências dentro do gene incluem regiões codificadoras (exões), regiões não codificadoras (intrões) e sequências reguladoras. O ADN não é descodificado diretamente em proteínas; durante a transcrição, o ADN cromossómico permanece no núcleo, enquanto a síntese de proteínas está associada a ribossomas no citoplasma. A conversão da sequência de ADN em proteína é mediada pelo ácido ribonucleico (ARN).[8]

Os indivíduos herdam um padrão único de sequências de ADN. Apesar do facto de a sequência do genoma ser mais de 99,9% idêntica entre indivíduos, isto ainda permite a existência de muitos milhões de diferentes variações de pares de bases ou polimorfismos. Grande parte desta variação natural no ADN ocorre em regiões não codificantes e não tem relevância direta para o desenvolvimento e a função. Outras variantes podem ocorrer no interior dos genes, levando a alterações na sequência das proteínas e, possivelmente, na sua função. Se uma determinada variação resultar num comprometimento suficiente da função proteica para provocar um efeito deletério, pode resultar numa doença genética.[8]

GENÓTIPO E FENÓTIPO

A ciência da genética ocupa-se da herança de caraterísticas, normais ou anormais, e da interação entre os genes e o ambiente. Este último conceito é de particular relevância para a genética médica, uma vez que os efeitos dos genes podem ser modificados pelo ambiente. A consideração da hereditariedade de uma determinada caraterística

ou traço requer uma consideração da relação entre genótipo e fenótipo. O genótipo é definido como a constituição genética de um indivíduo e pode referir-se a loci genéticos específicos ou a todos os loci em geral. O fenótipo de um indivíduo é o produto final de uma combinação de influências genéticas e ambientais.[8]

O fenótipo pode referir-se a um carácter específico ou a todas as caraterísticas observáveis do indivíduo. A proporção da variação fenotípica atribuível ao genótipo é designada por hereditariedade. A variação genética no homem pode ser observada a dois níveis. Em caraterísticas específicas, os genótipos individuais são facilmente identificados e as diferenças são qualitativas (discretas), por exemplo, o sistema de antigénios sanguíneos ABO.

Se a variação genética de um determinado traço fenotípico depende da segregação simultânea de muitos genes e é afetada pelo ambiente, é referida como estando sujeita a uma herança multifatorial. As diferenças genéticas causadas pela segregação de muitos genes são designadas por variação poligénica e os genes em causa são designados por poligenes.[8]

TIPOS DE EFEITOS GENÉTICOS E MODO DE HEREDITARIEDADE

Um traço é um aspeto ou caraterística particular do fenótipo. Ao considerar as influências genéticas nos traços, é conveniente pensar em três tipos: monogénico, poligénico e multifatorial. Embora a definição destes tipos possa ser útil para compreender as influências genéticas, trata-se, até certo ponto, de categorizações simplistas. Se tomada à letra, a classificação atribuída levaria o leitor a fazer suposições sobre a interação de factores genéticos e ambientais (não genéticos), bem como sobre o número de factores envolvidos até certo ponto e a medida em que os factores estão envolvidos nos indivíduos.[1]

CARACTERÍSTICAS MONOGÉNICAS

As caraterísticas que se desenvolvem devido à influência de um único locus genético são monogénicas. Estes tipos de caraterísticas também tendem a ser descritos como discretos ou qualitativos (dicotómicos ou sim/não) na ocorrência. No entanto, se estiverem presentes, estes traços podem ainda ser variáveis e quantificáveis em alguns casos. Todos os seres humanos têm normalmente 22 pares de cromossomas homólogos, chamados autossomas, que são numerados por tamanho e outras caraterísticas. Além disso, um par de cromossomas sexuais pode ser homólogo (X, X) nas mulheres ou apenas parcialmente homólogo (X, Y) nos homens. Os genes no mesmo locus num par de cromossomas homólogos são alelos. Quando ambos os membros de um par de alelos são idênticos, o indivíduo é homozigótico para esse locus. Quando os dois alelos de um locus específico são diferentes, o indivíduo é heterozigótico para esse locus.[1]

TRIATLO E PENETRÂNCIA AUTOSSÓMICOS DOMINANTES

Se a presença de apenas um alelo particular dos dois alelos num par homólogo de autossomas (heterozigotia) for suficiente para levar à produção da caraterística, o efeito é autossómico dominante. Se a produção da caraterística não ocorrer com apenas um alelo particular dos dois alelos num autossoma, mas ocorrer quando ambos os alelos são iguais (homozigotia), então o efeito é autossómico recessivo. Embora o traço (fenótipo) seja, de facto, dominante ou recessivo e não o gene em si, os termos gene dominante e gene recessivo são normalmente utilizados para descrever estes tipos de traços hereditários nas famílias. A natureza destes traços é estudada através da construção de árvores genealógicas denominadas *pedigrees*, nas quais os machos são representados por quadrados e as fêmeas por círculos, registando quem na família tem o traço e quem não tem. Se o modo de hereditariedade de uma determinada caraterística for homogéneo, então o estudo de múltiplas famílias produzirá os seguintes critérios para a herança autossómica dominante:

1- a caraterística ocorre em gerações sucessivas, ou seja, apresenta uma herança vertical

2- em média, 50% da descendência de cada progenitor que tem a caraterística também a terá.

3- se um indivíduo tem o gene que resulta na caraterística, cada filho tem 50% de hipóteses de herdar o gene que leva à expressão da caraterística.

4- os homens e as mulheres têm a mesma probabilidade de ter a caraterística

5- os pais que não têm o traço têm descendentes que não têm o traço.

As excepções a esta regra incluem o traço que não apresenta penetrância numa determinada descendência. Quando uma pessoa com um determinado genótipo não consegue demonstrar o traço caraterístico do genótipo, diz-se que o traço não apresenta penetrância nesse indivíduo e apresenta penetrância incompleta em qualquer grupo de indivíduos que tenham o genótipo.[1]

A caraterística está presente ou não (não penetrante) num indivíduo. Se alguns dos indivíduos não manifestarem o traço numa amostra de indivíduos com o genótipo associado ao traço, diz-se que o traço tem uma penetrância de qualquer percentagem do genótipo associado ao traço que o grupo realmente manifesta. Esta é uma situação mais comum em traços dominantes. Outras excepções são a ocorrência de uma nova mutação no esperma ou no óvulo que formou a descendência e a ocorrência de mosaicismo germinal, caso em que um dos progenitores é mosaico na linha de células germinativas e os espermatozóides ou óvulos são de dois tipos - uma linha de células com e uma linha de células sem a mutação. O acaso determina qual a linha celular do esperma que será transmitida. A outra exceção óbvia é a não paternidade. Embora não se trate de um problema estritamente genético, a taxa de ilegitimidade na população dos EUA é suficientemente elevada para que esta seja uma explicação possível para que um casal sem a caraterística tenha um filho com uma caraterística dominante completamente penetrante.[1]

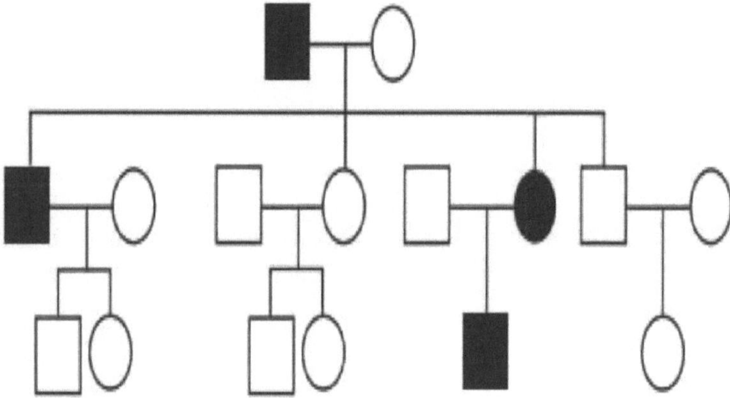

Figura 4- Pedigree de três gerações de uma família com uma caraterística autossómica dominante com as gerações mais novas abaixo das gerações mais velhas. Os símbolos quadrados são masculinos e os símbolos redondos são femininos. Os membros afectados são indicados através do preenchimento do seu símbolo individual.

TRIAT AUTOSSÓMICO RECESSIVO

O conceito de portador de um gene é utilizado com caraterísticas autossómicas recessivas. O portador é heterozigótico para um gene recessivo que tem apenas uma expressão subtil, se é que tem alguma, desse único gene. Os pais de uma criança com um traço autossómico recessivo são tipicamente heterozigóticos (portadores) e, na maioria das vezes, são diagnosticados como normais. Por vezes, no entanto, o estatuto de portador pode ser detectado, melhorando consideravelmente a precisão do aconselhamento genético, antes de uma criança nascer com o traço recessivo. Nos traços autossómicos recessivos, encontram-se os três pares de genes seguintes: AA-homozigótico, que não apresenta o traço ou é portador do traço; Aa-heterozigótico, que não apresenta o traço mas é portador do traço; e aa-homozigótico, que apresenta o traço. [1]

Quanto mais raro for o gene recessivo, maior é a probabilidade de os pais normais que têm um filho afetado serem parentes de sangue - ou seja, um acasalamento consanguíneo. No entanto, todos nós somos portadores de vários genes recessivos, pelo que é possível que casais não aparentados tenham um filho com uma caraterística autossómica recessiva. Um estudo sobre a consanguinidade no Japão, realizado por Schull e Neel e citado por Niswander23 , constatou que a má oclusão ocorria de 6% a 23% mais frequentemente (dependendo da amostra e do sexo) em filhos de primos de primeiro grau, em comparação com filhos de pais não aparentados, indicando o potencial para o efeito de genes recessivos quando homozigotos. Dado que se presume que ambos os pais que produzem uma criança com uma caraterística autossómica recessiva são heterozigóticos, apenas uma das quatro combinações possíveis de genes dos pais resultará no genótipo homozigótico associado à caraterística autossómica recessiva. Assim, o risco de recorrência para uma criança afetada neste caso é de 25%. Note-se que a transmissão do fenótipo num pedigree é horizontal (tipicamente presente apenas em irmãos) e não vertical, como acontece com uma caraterística dominante.[1]

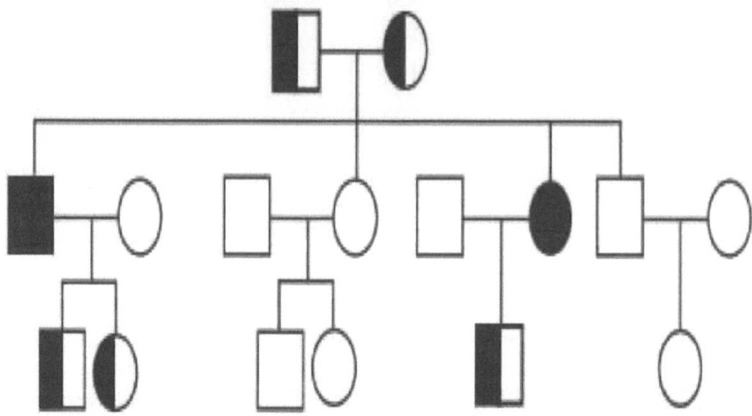

Figura 5- Pedigree de três gerações de uma família com uma caraterística autossómica recessiva. Os símbolos dos presumíveis portadores (heterozigotos) do gene autossómico recessivo estão preenchidos a meio. Alguns outros membros da família também podem ser portadores, mas não podem ser determinados estritamente a partir do pedigree

X TRIATOS LIGADOS E LIONIZAÇÃO

A maior parte dos genes dos cromossomas X e Y não são homólogos e estão distribuídos de forma desigual entre homens e mulheres. Esta desigualdade deve-se ao facto de os machos terem um cromossoma X e um Y, enquanto as fêmeas têm dois cromossomas X e os genes activos no cromossoma Y dizem respeito principalmente ao desenvolvimento do sistema reprodutor masculino. Por estas razões, os homens são hemizigotos para os genes ligados ao X, o que significa que têm apenas metade (ou um de cada) dos genes ligados ao X. Como as mulheres têm dois cromossomas X, podem ser homozigóticas ou heterozigóticas para os genes ligados ao X, tal como acontece com os genes autossómicos. [1]

As combinações genéticas interessantes são possíveis devido à condição hemizigótica masculina, que resulta do facto de o homem ter normalmente apenas um cromossoma X. Embora o cromossoma Y tenha alguns loci que correspondem a loci no cromossoma X, a maioria dos loci no único cromossoma X no homem não tem loci homólogos

no cromossoma Y ou em qualquer outro cromossoma. Como um alelo homólogo que funciona normalmente não está presente noutro cromossoma, os genes recessivos no único cromossoma X masculino expressam-se fenotipicamente como se fossem genes dominantes. No entanto, os genes recessivos ligados ao X devem estar presentes no mesmo locus (homólogo) nas mulheres para se expressarem completamente. Consequentemente, a expressão completa de fenótipos recessivos raros ligados ao X é quase completamente restrita aos homens, embora ocasionalmente seja observada em mulheres. No entanto, as fêmeas que são heterozigóticas para o gene associado ao fenótipo recessivo ligado ao X podem mostrar alguma expressão do fenótipo, porque a maioria dos genes num dos cromossomas X na fêmea será normalmente inactivada por um processo chamado lionização. O processo de lionização começa no início do desenvolvimento, quando cada célula da mulher inativa quase todos os genes de um dos seus dois cromossomas X.[1]

O cromossoma X homólogo em cada célula seguinte também inactivará os mesmos cromossomas X do par. Cada fêmea portadora de um gene associado a um fenótipo recessivo ligado ao X tem um número variável de células em que o cromossoma X, onde está localizado o gene do fenótipo recessivo associado ao X, está inactivado. Nestas circunstâncias, o cromossoma inactivado não influencia o fenótipo. As restantes células com o cromossoma X, onde o gene do fenótipo recessivo associado ligado ao X se encontra no cromossoma X "ativo", influenciam o fenótipo.[1]

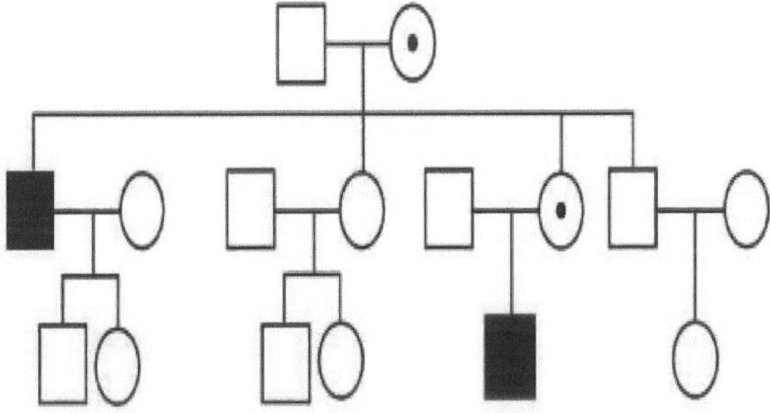

Figura-6 Pedigree de três gerações de uma família com uma caraterística recessiva ligada ao X. Os símbolos das presumíveis mulheres portadoras (heterozigotas) do gene recessivo ligado ao X têm um ponto no meio do círculo. Alguns outros membros femininos da família também podem ser portadores, mas não podem ser determinados estritamente a partir do pedigree.

TRAÇOS COMPLEXOS (poligénicos/multifactoriais)

O papel predominante da genética na clínica tem sido o estudo de fenótipos cromossómicos e monogénicos que estão claramente associados a alterações específicas (mutações) no genoma do indivíduo. No entanto, novos conhecimentos e técnicas estão a permitir o estudo de fenótipos que "correm nas famílias" mas que não aderem a padrões de herança mendeliana. Estes são designados por doenças complexas ou comuns, bem como fenótipos ou traços, reflectindo a sua complexa interação etiológica entre genes de mais do que um locus e factores ambientais.[1]

Os traços influenciados por factores poligénicos são também hereditários e, normalmente, exercem influência sobre caraterísticas bastante comuns. Esta influência tem lugar através de muitos loci genéticos que afirmam coletivamente a sua influência sobre a caraterística. Historicamente, pensava-se que cada gene envolvido tinha um efeito mínimo por si só, sendo o efeito de todos os genes envolvidos aditivo.

O fenótipo associado é raramente discreto e é mais frequentemente contínuo ou quantitativo. Uma vez que estas caraterísticas apresentam uma distribuição quantitativa dos seus fenótipos numa população, não apresentam padrões de herança mendeliana.

Os traços influenciados por factores poligénicos são também hereditários e, normalmente, exercem influência sobre caraterísticas bastante comuns. Esta influência tem lugar através de muitos loci genéticos que afirmam coletivamente a sua influência sobre a caraterística. Historicamente, pensava-se que cada gene envolvido tinha um efeito mínimo por si só, sendo o efeito de todos os genes envolvidos aditivo.

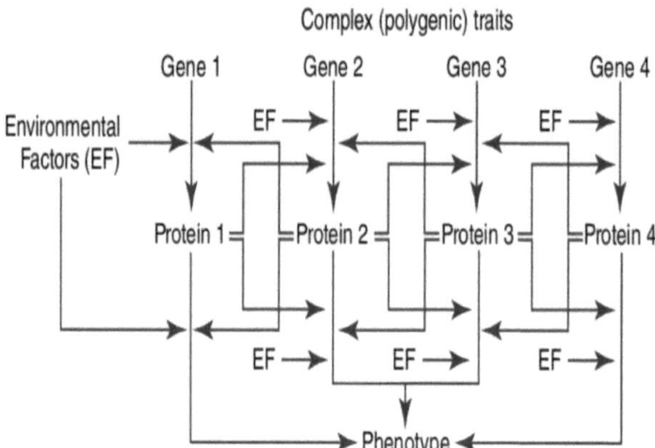

Figura 7- Ao contrário dos traços mendelianos, os factores ambientais e os múltiplos genes são fundamentais para o desenvolvimento de traços complexos (poligénicos). Estes tipos de caraterísticas físicas são contínuas em vez de discretas (embora as doenças deste tipo possam estar presentes ou não). Estes traços são referidos como traços quantitativos ou multifactoriais porque são causados por um certo número de genes em combinação com factores ambientais.

O fenótipo associado raramente é discreto e é mais frequentemente contínuo ou quantitativo. Embora uma modificação ambiental possa alterar o desenvolvimento do fenótipo num determinado momento, a morfologia estrutural grosseira, já presente, pode não se alterar prontamente, a menos que a modificação ambiental seja suficiente para alterar a estrutura pré-existente. Exemplos de traços poligénicos incluem a altura e o quociente de inteligência, ambos traços contínuos muito influenciados por factores genéticos. No entanto, a altura e o quociente de inteligência também podem ser grandemente afectados por factores ambientais, especialmente se forem deletérios.[1]

O efeito de um gene que influencia a caraterística complexa pode não ser tão grande como o de um gene associado a uma caraterística monogénica, mas pode ser referido como tendo um efeito genético importante. A fenda lábio-palatina não sindrómica, os defeitos do tubo neural, como a espinha bífida e a anencefalia, e a luxação congénita da anca são exemplos de caraterísticas multifactoriais. Como mencionado, o "prognatismo mandibular" tem sido considerado um traço poligénico ou multifatorial que também se enquadra nos critérios de um traço mendeliano (autossómico dominante com penetrância incompleta e expressividade variável) em alguns estudos. Mesmo neste grupo de subtipos heterogéneos, o comprimento sagital da mandíbula, da maxila, ou de ambos, pode ser uma caraterística poligénica contínua se medida quantitativamente e relacionada entre si.[1]

PAPEL DOS GÉMEOS NA INVESTIGAÇÃO GENÉTICA DENTOFACIAL

Os gémeos, tal como sugerido pela primeira vez por Gallon, constituem uma ferramenta única para avaliar as interações entre "natureza" e "educação". A comparação de gémeos monozigóticos (MZ) e dizigóticos (DZ) é frequentemente utilizada para dividir a variância de caraterísticas quantitativas em factores ambientais e genéticos. Os gémeos são a ferramenta mais fácil e mais frequentemente utilizada para obter estimativas de hereditariedade de doenças, malformações e caraterísticas biométricas. Nas últimas duas décadas, registaram-se três grandes avanços na utilização de gémeos: Em primeiro lugar, os refinamentos na técnica de análise, propostos principalmente por Christian e colegas na análise de dados de gémeos para evitar conclusões falsas tão frequentemente feitas no passado. A repartição das estimativas de variância genética a partir de dados de gémeos em variâncias aditivas e dominantes, e a avaliação do efeito da variância dominante e da covariância ambiental nas estimativas de hereditariedade obtidas a partir de dados de gémeos são descritas por Kang et al. A terceira inovação diz respeito ao desenvolvimento do método de gémeos meio-irmãos. Dado o número limitado de gémeos fora do grupo de pais, a eficácia do modelo de meio-irmão pode ser aumentada pelo grande número de famílias de gémeos MZ, porque os gémeos MZ são biologicamente idênticos.[9]

TIPOS DE GÉMEOS

Os gémeos monozigóticos têm origem num óvulo fertilizado que se divide mais tarde, enquanto os gémeos dizigóticos têm origem em dois óvulos fertilizados separadamente. Os gémeos monozigóticos são idênticos na composição genética e no sexo. Os gémeos dizigóticos têm uma composição genética diferente e metade dos pares têm sexos diferentes. Geneticamente, os gémeos DZ são irmãos completos". Vários autores postularam que um terceiro tipo de gémeos pode ser causado pela fertilização de óvulos que não foram libertados independentemente, mas que se desenvolveram à frente do mesmo oócito primário, mas ainda não há provas da existência destes gémeos dispersos uniovulares.[9]

DETERMINAÇÃO DA ZIGOSIDADE

Uma vez que o método dos gémeos se baseia na comparação de observações entre gémeos MZ e DZ, é de importância fundamental dispor de métodos fiáveis para a determinação da zigosidade.

A forma mais antiga de classificar os gémeos é a partir da aparência facial. A inspeção casual e o envio de questionários são, no entanto, demasiado subjectivos para fins de investigação. Fairpo utilizou testes de semelhança baseados na cor e no tipo de cabelo, na cor dos olhos, na forma das orelhas, no enrolamento da língua e na sensibilidade gustativa à feniltiocarbamida para avaliar a zigosidade em gémeos do mesmo sexo. Trata-se de caraterísticas fenotípicas cuja hereditariedade foi demonstrada e cujo modo de hereditariedade é conhecido. Burke utilizou 18 gémeos do mesmo sexo (10 MZ e 8 DZ) e mediu 13 parâmetros tridimensionais para cada indivíduo. Verificou que o diagnóstico de zigosidade com base na semelhança facial concordava geralmente com as investigações hematológicas. Ao mesmo tempo, observou, no entanto, que o intervalo de diferença dos parâmetros faciais pode sobrepor-se entre pares de gémeos MZ e DZ.[9]

Para determinar a zigosidade à nascença, o sexo, a morfometria placentária, as análises de enzimas proteicas, os testes de histocompatibilidade e os dermatóglifos podem ser utilizados. A determinação de marcadores genéticos com tecido placentário fresco ou congelado tem várias vantagens em relação aos métodos convencionais anteriormente mencionados. Apesar de nenhuma destas técnicas conseguir a prova total, com este método foram identificados pares MZ com um grau de certeza de cerca de 95%. [9]

DADOS SOBRE A ESTRUTURA OCLUSAL E DENTOFACIAL

O aumento da prevalência de más oclusões que acompanha o processo de modernização pode apoiar a importância dos factores ambientais. Além disso, o estudo de Begg e Kesling em aborígenes australianos demonstrou uma menor prevalência de más oclusões, o que apoia o impacto da modernização. Este facto é também apoiado por Corruccini et al, que encontraram boas oclusões com menos apinhamento no material craniano etrusco. Um estudo recente de Corruccini et al revelou uma variância genética variável e frequentemente insignificante para sobremordida, sobressaliência, relação molar sagital, mordida cruzada posterior e rotações dos dentes anteriores. Este estudo foi realizado em amostras de gémeos de diferentes nacionalidades, com uma análise estatística altamente precisa. A variação genética tem um efeito importante na largura e no comprimento das arcadas. Este facto foi confirmado em gémeos MZ e DZ criados separadamente.

Richards et al. encontraram uma contribuição genética para a forma da arcada dentária (sendo a maxilar maior do que a mandibular), depois de compararem as correlações intraclasse entre gémeos MZ e DZ da Austrália do Sul. Um estudo com gémeos do Noroeste da Índia revelou uma variação genética significativa para as dimensões da arcada dentária e do palato, mas as influências ambientais parecem ser importantes para as caraterísticas oclusais. Sognnaes et al. analisaram os padrões de marcas de mordida de vários casais de gémeos MZ. Apesar da estrutura semelhante dos dentes individuais, a comparação por computador revelou variações significativas intrapares na posição de cada dente na arcada dentária. Concluíram que mesmo os chamados gémeos idênticos não eram, de facto, idênticos do ponto de vista oclusal.[9]

CARACTERÍSTICAS DENTÁRIAS

ASSIMETRIA ODONTOMÉTRICA.

Os precursores embriológicos das estruturas da boca, face e cabeça rodeiam imediatamente em três lados o ectoderma neural a partir do qual o cérebro se desenvolverá. Os ameloblastos emergem das células da crista neural, as células que têm mais informação sobre esquerda e direita. Esta foi a motivação para usar os dentes como um subsistema do desenvolvimento craniofacial, com especial atenção à simetria ou assimetria esquerda e direita.

Cerca de um terço de todos os gémeos MZ são dicoriais; dividem-se na fase de mórula, por volta do quinto dia de vida fetal. Dos dois terços que são monocoriais, quase todos são diamnióticos; dividiram-se antes da diferenciação do âmnio. Em 47% dos gémeos MZ, a separação ocorreu após o décimo dia de gestação. Estes gémeos mono-amnióticos raramente nascem vivos. Assim, a gemelaridade MZ tem uma relação final com a determinação da simetria no tempo gestacional, bem como na função das células em desenvolvimento. [9]

Um fenómeno denominado "mirror imaging" tem sido frequentemente discutido em gémeos MZ. Embora seja frequentemente interpretado apenas como um fenómeno interessante, pode ter relevância clínica. Potter e Nance não encontraram qualquer indicação, no entanto, de que a geminação MZ estivesse associada a um maior grau de imagem em espelho. Nery e Oka examinaram os moldes dentários de um gémeo MZ concordante para a síndrome de Down: observaram uma elevada percentagem de imagens em espelho para a estrutura da coroa e oclusão estática. Um relato de caso de rapazes gémeos africanos de 4 anos de idade ilustrou a imagem em espelho na presença de um dente decíduo anterior suplementar. Outro relato de Brown et al. ilustrou imagens em espelho nos aspectos faciais e na dentição entre meninos gémeos MZ, com a técnica de estereofotogrametria.[9]

COMPONENTES FUNCIONAIS DO ROSTO

Os movimentos da língua, a abertura e o fecho da boca são as primeiras actividades musculares na região facial, com início por volta da nona semana após a conceção. Neste desenvolvimento muito precoce, estão activos predominantemente factores hereditários. Os genes são importantes na determinação da forma e da superfície dos músculos e de outros tecidos moles, influenciando indiretamente o crescimento dos tecidos duros. As anomalias do desenvolvimento do lábio leporino e do palato podem resultar, em primeiro lugar, de anomalias funcionais devido à falta de ligação dos músculos do lábio e do nariz ao septo e à espinha nasal anterior e, em segundo lugar, de um crescimento malformado dos botões faciais. Outro aspeto é que a resposta do osso às exigências funcionais pode estar sob controlo genético.[9]

Os resultados dos gémeos MZ e DZ revelaram que a estrutura dos ossos individuais parece estar sob a influência de forças hereditárias bastante rígidas, mas que a maior variação no complexo craniofacial em cada grupo foi encontrada na disposição espacial dos elementos ósseos e não dentro desses elementos. Este facto apoia a noção de que a base do crânio e a mandíbula têm áreas ou zonas que podem permitir o ajuste espacial durante o crescimento e o desenvolvimento, em resposta a exigências funcionais. A atividade de vários músculos faciais e mastigatórios pode ser registada electromiograficamente. Estes métodos têm-se revelado úteis para a análise funcional. Bings et al compararam a atividade EMG dos músculos masseter e temporal entre os membros de 14 gémeos MZ, bem como entre os conjuntos de gémeos MZ. Os padrões gerais de atividade obtidos nos gémeos MZ foram considerados relativamente semelhantes quando comparados com os padrões de atividade EMG entre os diferentes conjuntos de gémeos, mas não foi efectuada qualquer análise estatística.[9]

INFLUÊNCIA DA GENÉTICA EM VÁRIAS MÁS OCLUSÕES

A má oclusão é um problema de desenvolvimento. Sabe-se que tanto os factores hereditários como os ambientais têm influências importantes no desenvolvimento craniofacial. No entanto, pode não ser possível determinar com certeza se as más oclusões são determinadas pelo código genético, por factores ambientais ou por uma combinação de ambos. A importância relativa do ambiente versus hereditariedade tem sido controversa desde os tempos de Angle. Para a maioria das más oclusões, a etiologia não pode ser facilmente categorizada. [10]

No entanto, os rápidos avanços na genética molecular têm vindo a fornecer novas informações sobre o crescimento e o desenvolvimento. Evidências obtidas a partir de estudos populacionais, especialmente estudos familiares e de gémeos, têm demonstrado que os factores genéticos desempenham um papel importante na etiologia das más oclusões. Por outro lado, a investigação em irmãos e mesmo em gémeos idênticos sugere um papel significativo dos factores ambientais, para além dos factores genéticos, no desenvolvimento da oclusão. Os estudos com gémeos proporcionaram uma ferramenta única para avaliar as interações entre a estrutura hereditária e os factores ambientais, tal como sugerido por Galton pela primeira vez.[10]

Como os estudos com gémeos são relativamente mais fáceis, são mais frequentemente utilizados para obter estimativas de hereditariedade. Existe uma extensa literatura relativa a amostras de gémeos monozigóticos e dizigóticos que investiga a interação entre a hereditariedade e o complexo craniofacial. Foram demonstradas variações hereditárias significativas na base anterior do crânio, no comprimento do corpo mandibular, na altura facial total e na altura facial inferior em gémeos adultos monozigóticos. Os factores hereditários foram considerados responsáveis. O papel da hereditariedade tem sido amplamente investigado como uma das causas da má oclusão. Em estudos craniométricos e cefalométricos de semelhanças faciais, as evidências apoiaram o conceito de que a forma facial era principalmente um produto do genótipo da pessoa e, portanto, a aparência facial parece ter uma tendência familiar. O método de sobrepor cefalogramas laterais de irmãos aos dos seus pais para avaliar as semelhanças dos ossos e perfis craniofaciais revelou uma concordância para muitas estruturas craniofaciais. Em 1970, Hunter, usando medidas lineares em cefalogramas laterais, demonstrou que há um componente genético mais forte de variabilidade para medidas na dimensão vertical do que para medidas na dimensão sagital. Manfredi et al, num estudo mais recente com gémeos monozigóticos, gémeos dizigóticos e irmãos do mesmo sexo, avaliaram os traços de hereditariedade dos parâmetros cefalométricos ortodônticos e também sugeriram que os parâmetros verticais eram mais geneticamente controlados do que os anteroposteriores, a hereditariedade parecia ser expressa mais anteriormente do que posteriormente e a forma mandibular parecia ser determinada mais geneticamente do que o tamanho mandibular.[10]

Savoye et al. também relataram que as proporções verticais estão altamente sob controlo genético. A má oclusão hereditária mais frequente foi a deformidade facial e a má oclusão por mordida aberta com padrão dolicofacial. A maior prevalência de mordida aberta anterior na população negra em comparação com a população branca e a maior prevalência de mordida profunda nos brancos podem refletir uma morfologia facial inerente diferente e não factores ambientais.[10]

Embora se tenha verificado que a hereditariedade das dimensões ântero-posteriores é inferior à das dimensões verticais, certas más oclusões causadas por discrepâncias sagitais dos maxilares apresentam uma tendência familiar. A influência da genética nas caraterísticas faciais foi óbvia nalgumas famílias. Este foi especialmente o caso das más oclusões de Classe III. [10]

Má oclusão de classe II divisão 1

Foram efectuados estudos cefalométricos exaustivos para determinar a hereditariedade de certos parâmetros craniofaciais nas más oclusões de Classe II divisão 1. Estas investigações mostraram que, no paciente de Classe II, a mandíbula é significativamente mais retruída do que nos pacientes de Classe I, com o corpo da mandíbula mais pequeno e o comprimento mandibular total reduzido. Estes estudos também mostraram uma maior correlação entre o paciente e a sua família imediata do que os dados de pares aleatórios de irmãos não relacionados, apoiando assim o conceito de herança poligénica para as más oclusões de Classe II divisão 1.[10]

Os factores ambientais também podem contribuir para a etiologia das más oclusões de Classe II divisão 1. Os tecidos moles podem exercer uma influência na posição ou inclinação dos incisivos superiores e inferiores e a necessidade de alcançar o contacto lábio/língua para um selamento oral anterior durante a deglutição pode encorajar o lábio inferior a retroinclinar os incisivos inferiores e a língua protrusa a proclinar os superiores, influenciando a severidade do overjet.[10] Da mesma forma, os hábitos de sucção dos dígitos podem produzir uma relação incisal de Classe II divisão 1, mesmo que a relação da base esquelética subjacente seja de Classe I. A incompetência labial também encoraja a proclinação dos incisivos superiores em virtude do desequilíbrio das pressões labiais e linguais sobre os dentes.[10]

Má oclusão de Classe II Divisão 2

A má oclusão de Classe II divisão 2 é uma entidade clínica distinta e é um conjunto mais consistente de caraterísticas morfométricas definíveis que ocorrem simultaneamente, ou seja, uma síndrome, do que os outros tipos de má oclusão apresentados por Angle no início do século XX. A má oclusão de Classe II divisão 2 compreende a combinação única de sobremordida profunda, incisivos retroinclinados, discrepância esquelética de Classe II, linha labial alta com atividade do lábio inferior em forma de cinta e músculo mentalis ativo. Isto é frequentemente acompanhado por caraterísticas dentárias morfométricas particulares, tais como um cíngulo pouco desenvolvido nos incisivos superiores e uma angulação caraterística da raiz da coroa. Peck et al. (1998) também descrevem dentes caracteristicamente mais pequenos do que a média quando medidos mesiodistalmente, reforçando uma observação semelhante feita por Beresford (1969) e um estudo de Roberston e Hilton (1965), que constatou que estes dentes eram significativamente "mais finos" na dimensão labial/lingual. Uma outra caraterística da "síndrome" da Classe II divisão 2 é a tendência para um desenvolvimento mandibular em rotação para a frente, o que contribui para a mordida profunda, proeminência do queixo e altura reduzida da face inferior. [10]

Esta última caraterística, por sua vez, tem uma influência na posição do lábio inferior em relação aos incisivos superiores, e um aumento nas forças musculares mastigatórias foi relatado por Quinn e Yoshikawa (1985). A ocorrência familiar da Classe II divisão 2 foi documentada em vários relatórios publicados, incluindo estudos de gémeos e trigémeos (por exemplo, Kloeppel, 1953 Markovic, 1992) e em pedigrees familiares de Korkhaus (1930), Rubbrecht (1930), Trauner (1968) e Peck et al. (1998). Markovic (1992) realizou um estudo clínico e cefalométrico de 114 más oclusões de Classe II divisão 2, 48 pares de gémeos e seis conjuntos de trigémeos. Foram feitas comparações intra e inter-pares para determinar as taxas de concordância/discordância para gémeos monozigóticos e dizigóticos. Dos pares de gémeos monozigóticos, 100 por cento demonstraram concordância para a má oclusão de Classe II divisão 2, enquanto quase 90 por cento dos pares de gémeos dizigóticos eram discordantes. Esta é uma forte evidência de que a genética é o principal fator etiológico no desenvolvimento das más oclusões de Classe II divisão 2. [10]

Estes estudos apontam para uma influência genética incontestável, provavelmente autossómica dominante com penetrância incompleta e expressividade variável. Também poderia ser explicada por um modelo poligénico com a expressão simultânea de vários traços morfológicos geneticamente determinados (actuando de forma aditiva), em vez de ser o efeito de um único gene controlador de toda a malformação oclusal. A controvérsia em relação à etiologia da má oclusão de Classe II divisão 2 surge de uma falha na apreciação dos efeitos sinérgicos da genética e do ambiente na morfologia facial. Ballard (1963), Houston (1975), Mills (1982) e outros consideraram que uma linha labial alta, uma morfologia labial particular e um comportamento eram os principais factores etiológicos. Graber (1972), Hotz (1974), Meskov (1988), e Markovic (1992) salientaram o papel predominante dos factores genéticos na etiologia das más oclusões de Classe II divisão 2. Estes pontos de vista não são, naturalmente, incompatíveis se a morfologia, o comportamento e a posição do lábio inferior em relação aos incisivos superiores forem considerados como geneticamente determinados ou influenciados. Aspectos da morfologia esquelética e muscular são determinados geneticamente e existem algumas provas experimentais recentes de um estudo com gémeos (Lauweryns *et al.* 1995) que indicam fortes factores genéticos em certos aspectos do comportamento dos músculos mastigatórios.[10]

Má oclusão de classe III

Provavelmente, o exemplo mais famoso de uma caraterística genética nos seres humanos que passa através de várias gerações é o pedigree da chamada mandíbula dos Habsburgos. Trata-se do famoso prognatismo mandibular demonstrado por várias gerações da monarquia dual húngara/austríaca.

Strohmayer (1937) concluiu, a partir da sua análise detalhada do pedigree da linhagem da família Hapsburg, que o prognatismo mandibular era transmitido como uma caraterística autossómica dominante. Isto pode ser considerado como uma exceção e, por si só, não fornece informação suficiente para prever o modo de herança do prognatismo mandibular.[10]

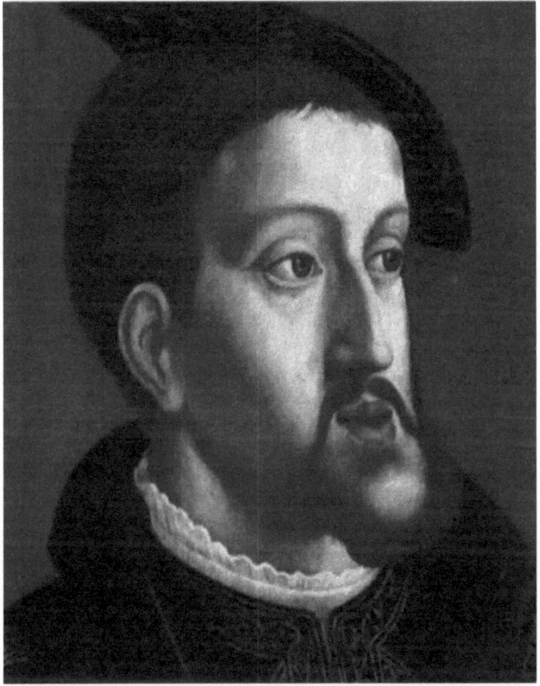

Figura 8 - Vista de perfil de Carlos V de Espanha e Alemanha aos 17 anos de idade. A sua família incluía 13 linhagens da realeza europeia e 409 indivíduos documentados33 , sendo que 321 apresentavam prognatismo mandibular, variando de leve a severo. As análises dessa família sugerem que o prognatismo mandibular tem um modo de herança autossómico dominante, e os casos que não se encaixam bem podem ser devidos à consanguinidade.

Suzuki (1961) estudou 1362 pessoas de 243 famílias japonesas e observou que, embora os casos índice tivessem prognatismo mandibular, havia uma incidência significativamente mais elevada desta caraterística noutros membros da sua família (34-3 por cento) em comparação com famílias de indivíduos com oclusão normal (7-5 por cento).

Schulze e Weise (1965) também estudaram o prognatismo mandibular em gémeos monozigóticos e dizigóticos. Eles relataram que a concordância em gêmeos monozigóticos era seis vezes maior do que entre gêmeos dizigóticos. Ambos os estudos acima relatam uma hipótese poligénica como a causa primária do prognatismo mandibular (Litton *et al*, 1970). A contribuição relativa dos factores genéticos e ambientais para a Classe III tem sido objeto de vários estudos anteriores. Uma má oclusão de Classe III resultante de um desequilíbrio esquelético entre as bases maxilar e mandibular pode resultar de uma deficiência no crescimento da maxila, de um crescimento excessivo da mandíbula, ou de uma combinação de ambos. Vários estudos também destacaram a influência de uma morfologia distinta da base do crânio, com um ângulo da base do crânio mais agudo e uma base posterior do crânio mais curta, resultando numa posição mais anterior da fossa glenoide.[12]

Estudos familiares de prognatismo mandibular sugerem a hereditariedade na etiologia desta condição (Castro, 1928; Downs, 1928; Keeler, 1935; Moore e Hughes, 1942; Gottlieb e Gottlieb, 1954). Foram sugeridos vários modelos, tais como autossómico dominante com penetrância incompleta (Stiles e Luke, 1953), recessivo simples (Downs, 1928), variável tanto em expressividade como em penetrância com diferenças em diferentes populações raciais (Kraus *et al,* 1959). [10]

Uma vasta gama de factores ambientais também tem sido sugerida como contribuindo para o desenvolvimento do prognatismo mandibular. Entre estes estão amígdalas aumentadas (Angle, 1907), obstrução nasal (Davidov *et al,* 1961), defeitos anatómicos congénitos (Monteleone e Davigneaud, 1963), distúrbios hormonais (Pascoe *et al,* 1960), desequilíbrios endócrinos (Downs, 1928), postura (Gold, 1949) e trauma/doença, incluindo a perda prematura dos primeiros molares permanentes (Gold, 1949). Litton *et al.* (1970) efectuaram uma análise da literatura até essa data e também analisaram um grupo de probandos, irmãos e pais com má oclusão de Classe III, e analisaram os resultados num esforço para determinar um possível modo de transmissão. Tanto a transmissão autossómica dominante como a autossómica recessiva foram excluídas e não houve associação com o género, uma vez que havia igual número de homens e mulheres. O modelo poligénico multifatorial de limiar apresentado por Edwards (1960), no entanto, ajustava-se aos dados que estes autores apresentavam e, consequentemente, propuseram um modelo poligénico com um limiar de expressão para explicar a distribuição familiar e a prevalência tanto na população em geral como nos irmãos de pessoas afectadas. Fizeram também a sugestão sensata de que diferentes modos de transmissão poderiam estar a funcionar em diferentes famílias ou populações. Os tecidos moles não desempenham geralmente um papel na etiologia da má oclusão de Classe III e, de facto, existe uma tendência para a pressão dos lábios e da língua compensar uma discrepância esquelética de Classe III, retroinclinando os incisivos inferiores e proclinando os superiores, contribuindo assim para o prognatismo mandibular (Ellis e McNamara, 1984; Singh *et al.,* 1997)[10]

INFLUÊNCIA AMBIENTAL E GENÉTICA NA SIMETRIA BILATERAL .

A perceção de simetria entre os dois lados do rosto define a atratividade. Os desvios desta harmonia, designados por assimetria, provocam desconforto e baixa autoestima. Em geral, os lados direito e esquerdo do rosto espelham-se um no outro, e manter a simetria é aparentemente importante para a definição da linha média. As proteínas canhotas são responsáveis por interromper a simetria corporal para permitir o posicionamento normal do coração, pulmões e estômago. Na face, um evento semelhante de expressão de lefty ocorre apenas no lado esquerdo, o que não foi identificado no lado direito, e essa diferença pode explicar, pelo menos em parte, por que as fissuras afetam o lábio duas vezes mais no lado esquerdo. Da mesma forma, a assimetria facial é tipicamente encontrada no lado esquerdo. [12]

Van Valen descreveu três tipos de assimetrias: direcional, anti-simetria e assimetria flutuante. A assimetria direcional ocorre quando o desenvolvimento de um lado é diferente do desenvolvimento do outro durante o desenvolvimento normal. A anti-simetria ocorre quando um lado é maior do que o outro, mas qual lado é maior varia no desenvolvimento normal e não pode ser previsto antes do desenvolvimento. A anti-simetria é muito menos comum do que a assimetria direcional.[1]

Os dois primeiros tipos de assimetrias são considerados normais em termos de desenvolvimento. Tal como a assimetria direcional, a anti-simetria tem uma componente genética significativa que não é totalmente compreendida. Ao contrário das estruturas que apresentam assimetria direcional normal, as estruturas faciais e dentárias laterais à linha média são essencialmente imagens em espelho uma da outra, com as mesmas influências genéticas a afetar ambos os lados.

As condições são teoricamente idênticas para a caraterística em ambos os lados do corpo, porque estão a desenvolver-se simultaneamente e, portanto, devem desenvolver-se de forma idêntica. Não se encontra um grupo de genes para o primeiro molar superior direito permanente e outro grupo de genes para o primeiro molar superior esquerdo permanente. O terceiro tipo de assimetria, flutuante, ocorre quando existe uma diferença entre os lados direito e esquerdo, sendo que o lado maior é aleatório.

Isto reflecte a incapacidade do indivíduo para desenvolver estruturas idênticas e bilateralmente homólogas. A assimetria flutuante tem sido observada nas dentições decídua e permanente, bem como na craniofacial. A maior quantidade de assimetria flutuante para a distância entre cúspides em cada dente do que para o tamanho total da coroa dos segundos molares decíduos e primeiros molares permanentes indica que a morfologia oclusal desses dentes é mais influenciada por fatores ambientais do que o tamanho total da coroa.

A fidelidade da simetria de desenvolvimento, medida pela assimetria flutuante, é uma medida indireta do stress ambiental, pelo que as diferenças entre estruturas bilaterais se devem predominantemente a factores ambientais. O nível de assimetria flutuante de um indivíduo é um indicador de quão bem o genoma pode produzir o fenótipo ideal em determinadas circunstâncias. No entanto, nem todos os genomas conseguem produzir tão bem o fenótipo ideal em determinadas circunstâncias.

Portanto, Moller e Pomiankowski propõem que a assimetria flutuante pode ser usada como uma indicação da "capacidade de um indivíduo para lidar com o seu ambiente". Sprowls et al. relataram uma associação não relatada anteriormente entre a diminuição da estabilidade do desenvolvimento (evidente no aumento da assimetria flutuante), discrepâncias na forma do arco e apinhamento dentário maxilar anterior. Embora as estimativas de hereditariedade *(h2)*, que incluem a covariância ambiental para a posição, rotação e angulação dentárias, sugiram coletivamente que a fonte predominante da variação oclusal é ambiental, sugeriram que um componente variável da variação oclusal pode ser a capacidade relativa do indivíduo para desenvolver imagens em espelho à direita e à esquerda, o que tem sido experimentalmente associado à interação gene-gene que (*h2*) não mede.₁No estudo de indivíduos submetidos à cirurgia ortognática para correção de deformidades craniofaciais, foram detectados quatro tipos de assimetria: assimetria do corpo da mandíbula, assimetria do ramo da mandíbula, assimetria atípica e assimetria em forma de C. A variação genética do ESR1 e do *ENPP1,* genes envolvidos na mineralização óssea e que foram associados à Classe II e à Classe III, respetivamente, pode influenciar a formação facial nos casos de assimetria.[12]

A ENPP1 também está associada à variação da forma do côndilo mandibular. Indivíduos com assimetria do corpo da mandíbula apresentaram mais frequentemente variação genética em ENPP1, quando comparados com outros tipos de assimetria. Pessoas com assimetrias atípicas ou assimetria em forma de C apresentaram mais frequentemente variação no E SR1. Talvez o mais relevante seja o facto de apenas 3% dos casos considerados simétricos apresentarem desordem da articulação temporomandibular, em comparação com 78% das pessoas com assimetrias. O desafio continua sendo identificar quais indivíduos se beneficiam da cirurgia ortognática. Cerca de 7% dos pacientes terminam com sua disfunção da articulação temporomandibular piorada após a cirurgia ortognática, e a maioria deles eram indivíduos sem assimetria.[12]

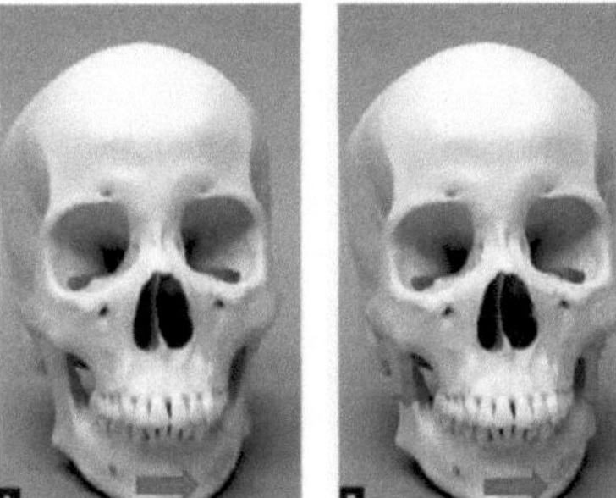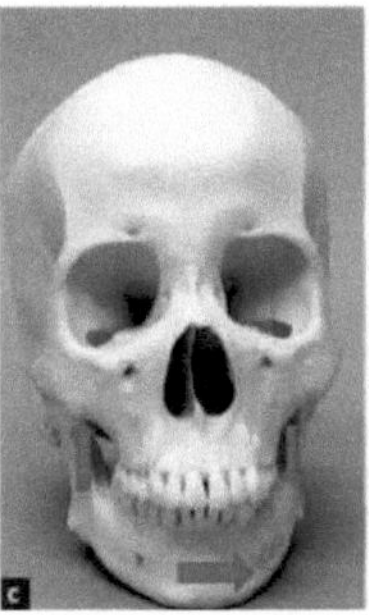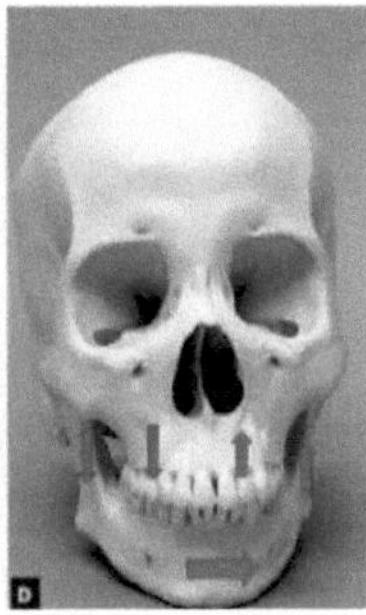

Figura 9 - Assimetrias estudadas por Chung et al. A) assimetria do corpo da mandíbula, B) assimetria do ramo da mandíbula, C) assimetria atípica e D) assimetria em forma de C.

TAMANHO DOS DENTES E AGENESIA

A variação genética aditiva para as dimensões mesial-distal e vestibular-lingual da coroa dos 28 dentes permanentes variou de 56% a 92% da variação fenotípica, com a maioria acima de 80%. As estimativas de hereditariedade para uma série de variáveis que medem o tamanho total da coroa dos segundos molares decíduos e dos primeiros molares permanentes foram moderadas a altas. No entanto, menos variação genética foi associada às distâncias entre as cúspides de cada dente, implicando que a variação fenotípica para o tamanho total da coroa estava mais associada à variação genética do que a morfologia das superfícies oclusais. A hipodontia pode ocorrer sem uma história familiar de hipodontia, embora seja frequentemente familiar. A hipodontia também pode ocorrer como parte de uma síndrome, especialmente em um dos muitos tipos de displasia ectodérmica, embora geralmente ocorra isoladamente. Acredita-se que os factores genéticos desempenham um papel importante na maioria destes casos, com heranças autossómicas dominantes, autossómicas recessivas, ligadas ao X e multifactoriais. Ainda assim, apenas alguns genes *(MSX1* e *PAX9)* envolvidos no padrão da dentição foram encontrados em algumas famílias com hipodontia autossómica dominante não-sindrómica, bem como o gene *LTBP3*, que também pode estar envolvido na baixa estatura e no aumento da densidade óssea na hipodontia autossómica recessiva, embora existam outras localizações cromossómicas para as quais a hipodontia não-sindrómica foi mapeada e genes candidatos, incluindo 10q11.2 e *KROX-26. Uma* tendência geral em pacientes com hipodontia é que o tamanho mesial-distal das coroas dos dentes presentes seja relativamente pequeno (especialmente se faltarem mais dentes). [1]

O tamanho mesial-distal das coroas dos incisivos e caninos superiores permanentes tende a ser grande em casos com dentes supranumerários. Parentes que não apresentam hipodontia ainda podem manifestar dentes pequenos. Isso sugere uma influência poligênica no tamanho e no padrão da dentição, com um limiar multifatorial para a hipodontia real em algumas famílias.

A presença de um único incisivo superior primário e permanente pode, a princípio, parecer um produto de fusão. No entanto, se o dente único estiver na linha média e for simétrico, com formato e tamanho normais da coroa e da raiz, então pode ser um achado isolado ou pode fazer parte da síndrome do incisivo central superior mediano solitário. Esta condição heterogénea pode incluir outras anomalias de desenvolvimento da linha média do cérebro e de outras estruturas que podem ser devidas a mutações no gene do ouriço sónico (SHH), no gene SIX3 ou a anomalias genéticas. Embora raro, o desenvolvimento de apenas um incisivo central superior é uma indicação para revisão da história médica familiar e avaliação de outras anomalias. A análise da variação da idade dentária, determinada pelo desenvolvimento radicular, foi melhor explicada por influências genéticas aditivas (43%) e por factores ambientais comuns a ambos os gémeos (50%). Os factores ambientais únicos ou específicos de apenas um dos gémeos foram responsáveis pelo restante. A importância do fator ambiental comum foi considerada devido ao fato de os gêmeos compartilharem as mesmas condições pré-natais, natais e pós-natais imediatas, que são importantes para a formação dos dentes. As dimensões das coroas distais mesiais dos incisivos foram consideradas pequenas como parte da forma extrema da má oclusão de Classe II, Divisão 2, na qual os incisivos inferiores estão escondidos na oclusão habitual, juntamente com o forte desenvolvimento vertical da mandíbula posterior, rotação para frente e hipodivergência esqueletofacial.[1]

Após uma revisão de pedigrees familiares publicados envolvendo a má oclusão de Classe II, divisão 2, Peck e colaboradores observaram a probabilidade de herança autossómica dominante com penetrância incompleta, embora a herança poligénica também fosse uma possibilidade. Um dos padrões mais comuns, se não o mais comum, de hipodontia (excluindo os terceiros molares) envolve os incisivos laterais superiores. Este pode ser um traço autossómico dominante com penetrância incompleta e expressividade variável, como evidenciado pelo fenótipo, por vezes "saltando" gerações e, por vezes, sendo um lateral em forma de pino em vez de agenesia e, por vezes, envolvendo um ou outro ou ambos os lados.[1]

Também foi proposto um modo de herança poligénica. Atualmente não identificada, a mutação genética que influencia primariamente este fenótipo tem sido sugerida, no estado holmozigótico, para influenciar a agenesia dos dentes sucessivos ou toda ou quase toda a dentição permanente. Além disso, ocorre um aumento associado de agenesia de pré-molares, bem como de caninos deslocados palatalmente.

A impactação ou deslocação do canino maxilar é labial/ vestibular em relação à arcada em 15% dos casos de impactação do canino maxilar e está frequentemente associada a apinhamento dentário. O canino impactado ou deslocado para palatino ocorre em 85% dos casos e, normalmente, não está associado a apinhamento dentário.[1]

Os caninos deslocados palatalmente são frequentemente, mas nem sempre, encontrados em dentições com várias anomalias. Estas incluem incisivos laterais superiores pequenos, em forma de pino ou ausentes, hipodontia envolvendo outros dentes, espaçamento dentário e dentições com desenvolvimento retardado. Além disso, a ocorrência de caninos deslocados palatalmente ocorre numa percentagem mais elevada nas famílias do que na população em geral. Existe uma maior probabilidade de um canino deslocado palatalmente no mesmo lado de um incisivo lateral maxilar pequeno ou ausente, enfatizando um efeito ambiental local. Além disso, em alguns casos, um canino é deslocado palatalmente sem uma anomalia aparente dos incisivos laterais superiores, e em alguns casos, os incisivos laterais estão ausentes sem deslocamento palatino de um canino. A heterogeneidade encontrada nos estudos de casos de caninos deslocados bucalmente e de caninos deslocados palatalmente aumenta a complexidade. Embora a teoria da erupção do canino guiada pela raiz do incisivo lateral não possa explicar todos os casos de caninos deslocados palatalmente, ela parece desempenhar algum papel em alguns casos. Com aparentes fatores genéticos e ambientais desempenhando algum papel variável nesses casos, a causa parece ser multifatorial. O fenótipo é o resultado de algumas influências genéticas (direta ou indiretamente ou ambas, por exemplo, apesar de um efeito primário no desenvolvimento de parte ou de todo o resto da dentição) interagindo com factores ambientais. Alguns destes casos podem ser exemplos de como as influências genéticas primárias (que ainda interagem com outros genes e factores ambientais) afectam uma expressão fenotípica que é uma variação num ambiente local, tal como a estrutura física do incisivo lateral em relação ao canino em desenvolvimento. Os genes candidatos propostos para possivelmente influenciar a ocorrência de caninos deslocados palatalmente e hipodontia em campos de desenvolvimento incluem *MSX1* e *PAX9*. As investigações realizadas até à data indicam que vários factores genéticos heterogéneos podem estar envolvidos na hipodontia.[1]

Uma maior compreensão das várias vias de sinalização morfogenética que regulam o desenvolvimento dentário deverá permitir a indução do desenvolvimento dentário em áreas de agenesia dentária. Para além da hipodontia e da sua relação primária ou secundária com a erupção dos caninos superiores, há dados emergentes sobre a influência da genética na erupção dentária. Atualmente, isso fica mais claro nos casos de falha primária de erupção (PFE), em que todos os dentes distais ao dente mais mesial envolvido não erupcionam ou não respondem à força ortodôntica. A ocorrência familiar desse fenómeno em aproximadamente um quarto dos casos facilitou a investigação e a descoberta do envolvimento do gene *PTHR1*. Avanços nessa área poderiam não só ajudar a definir os pacientes que são susceptíveis de desenvolver ou ter PFE, mas também potencialmente resultar na manipulação molecular das taxas de erupção dentária seletiva para melhorar os protocolos de tratamento em uma base individual.[1]

PROBLEMA DE ERUPÇÃO DENTÁRIA.

DESLOCAMENTO DA IMPACÇÃO CANINA

A impactação ou deslocação do canino maxilar é labial/bucal em relação à arcada em 15% dos casos de impactação do canino maxilar e está frequentemente associada a apinhamento dentário. O canino impactado ou deslocado palatalmente ocorre em 85% dos casos e normalmente não está associado a apinhamento dentário. Os PDCs são frequentemente, mas nem sempre, encontrados em dentições com várias anomalias. Estas incluem incisivos laterais superiores pequenos, em forma de pino ou ausentes, hipodontia envolvendo outros dentes, espaçamento dentário e dentições com desenvolvimento retardado. Devido aos vários graus de influência genética sobre essas anomalias, tem havido alguma discussão sobre as PDCs em si também serem influenciadas por fatores genéticos em algum grau. Além disso, a ocorrência de PDCs ocorre numa percentagem mais elevada nas famílias do que na população em geral.[1]

Existe uma maior probabilidade de um PDC no mesmo lado de um incisivo lateral maxilar ausente ou pequeno, enfatizando um efeito ambiental local. Além disso, em alguns casos, um canino é deslocado para palatino sem uma aparente anomalia dos incisivos laterais superiores; em outros casos, os incisivos laterais estão ausentes sem deslocamento palatino de um canino. A heterogeneidade encontrada nos estudos de casos de caninos e CPDs deslocados para vestibular aumenta a complexidade. Embora a teoria da erupção do canino guiada pela raiz do incisivo lateral não possa explicar todos os casos de CPDs, ela parece desempenhar algum papel em alguns casos.

Com aparentes factores genéticos e ambientais a desempenharem um papel variável nestes casos, a causa parece ser multifatorial. O fenótipo é o resultado de algumas influências genéticas (direta, indiretamente, ou ambas, por exemplo, apesar de um efeito primário no desenvolvimento de parte ou de todo o resto da dentição) que interagem com factores ambientais. Alguns destes casos podem ser exemplos de como as influências genéticas primárias (que ainda interagem com outros genes e factores ambientais) afectam uma expressão fenotípica que é uma variação num ambiente local, tal como a estrutura física do incisivo lateral em relação ao canino em desenvolvimento. Os genes candidatos propostos para possivelmente influenciar a ocorrência de PDCs e hipodo11tia em campos de desenvolvimento incluem MSXJ e PAX9.[1]

INFLUÊNCIA GENÉTICA NA MOVIMENTAÇÃO ORTODÔNTICA DOS DENTES

Existe um princípio fundamental subjacente a todos os processos biológicos: a cada ação corresponde uma reação. Este é o princípio básico por trás da capacidade de induzir o movimento dentário ortodôntico (OTM) também. A aplicação de forças ortodônticas nos dentes gera inúmeras reacções do próprio dente e dos tecidos circundantes, incluindo alterações na expressão de centenas de genes nas células contidas nos tecidos periodontais, resultando na remodelação do periodonto. Embora todas as células do corpo contenham os mesmos genes, é a expressão atempada, sequencial e específica desses genes que determina a identidade, a forma e a função de uma célula.[13]

REACÇÃO DOS TECIDOS À APLICAÇÃO DE FORÇAS MECÂNICAS.

REACÇÃO DO TECIDO PERIODONTAL

Estudos histológicos e imunohistoquímicos demonstraram claramente que as forças ortodônticas estimulam a remodelação da PDL. O alargamento do PDL nos locais de tensão e o aumento do número de células do tecido conjuntivo foram comprovados. As reacções às cargas mecânicas aplicadas envolvem interações entre elementos estruturais extracelulares e intracelulares: a MEC que envolve as células e o citoesqueleto celular através das proteínas da superfície celular. Após algumas horas da aplicação da força ortodôntica, osteoclastos aparecem na PDL ao longo da superfície do osso alveolar (King *et al.*, 1997; Rody *et al.*, 2001), sugerindo que a PDL pode ser tanto o meio de transferência de força quanto a maneira pela qual o osso alveolar se remodela em resposta às forças aplicadas (Beertsen *et al.*, 1997).[13]

Para se conseguir a remodelação, as fibras de colagénio e outras macromoléculas têm de ser removidas, e esta remoção é conseguida pela ação de várias enzimas que foram identificadas na ECM remodeladora, por exemplo, serina proteases, aspartato proteases, e cisteína proteases, metaloproteinases da matriz (MMPs), tais como colagenases, gelatinases, lisina Strome e MMPs do tipo membrana, juntamente com o seu inibidor, TIMP (inibidor tecidular de MMPs), indicando que estas enzimas desempenham um papel importante na remodelação da MEC (Bolcato-Bellemin *et al.*, 2000; Kerrigan *et al.*, 2000; Waddington e Embery, 2001; Apajalahti *et al.*, 2003; Holliday *et al.*, 2003; Takahashi *etal.*, 2003)A expressão de MMP-2, MMP-9 e TIMPs 1-3 aumenta transitoriamente durante a OTM, tanto no lado da tensão como no lado da compressão. Parece, no entanto, que a expressão destes genes é regulada de forma diferente no tecido periodontal do lado da tensão e do lado da compressão. Para completar a remodelação, as moléculas que foram degradadas precisam de ser repostas. Foi demonstrado que as respostas às forças mecânicas incluem a estimulação da divisão celular e da secreção celular, o que leva ao aumento da síntese de colagénio e à estimulação da atividade da fosfatase alcalina (ALP) (Bumann et al., 1997).A densidade de células que expressam um sinal positivo para o mRNA do colagénio tipo I após o movimento dentário parece ser muito maior no lado da tensão do que no lado da pressão (Yoshimatsu et al., 2008; Olson et al., 2012). Em ambos os lados, a distribuição das células positivas para o colagénio foi uniforme ao longo das fibras principais do ligamento. [13]

Esta distribuição caraterística apareceu algumas horas após o início do movimento dentário e persistiu por algumas semanas durante o tratamento (Nakagawa et al., 1994). A expressão do colagénio tipo XII também foi observada, mas ocorreu após a expressão do tipo I e foi mais evidente no lado da tensão. A ativação da expressão do colagénio dos tipos I e XII na remodelação ocorreu num padrão semelhante ao encontrado durante o desenvolvimento da PDL, sugerindo que a expressão do colagénio do tipo XII pode estar intimamente associada à regeneração funcional da PDL (Karimbux e Nishimura, 1995).[13]

Como é que as alterações na PDL afectam os tecidos?

Através de uma experiência em ratos, Sprogar et al. (2010) demonstraram que as células endoteliais que revestem a superfície luminal dos vasos sanguíneos segregam endotelinas, uma família de três hormonas peptídicas estreitamente relacionadas: ET-1, ET-2 e ET-3. Com diversas acções fisiológicas em resposta à aplicação de força mecânica, a ET-1 e a ET-3 foram igualmente importantes durante a fase inicial e a fase de atraso, mas a ET-1 foi encontrada principalmente na fase tardia. A ET-2 parece ser de menor importância durante a OTM. O nível de expressão do gene ET-1 foi provavelmente aumentado porque o ET-1 é libertado devido ao stress de cisalhamento intravascular e à hipoxia, ambos presentes após a aplicação da força ortodôntica. O TBC3214, um antagonista da ET1, diminuiu significativamente o volume dos osteoclastos e aumentou significativamente o volume do osso alveolar, pelo que provavelmente diminuiu a reabsorção óssea na fase tardia da OTM. Isto sugere que a ET-1 aumenta a reabsorção óssea osteoclástica durante a movimentação dentária em ratos.[13]

Entre outras moléculas cuja expressão na PDL tem sido relatada como sendo afetada pela aplicação de forças ortodônticas estão a periostina e a uncoordinated-like (UNCL). A periostina é uma proteína da MEC preferencialmente expressa no periósteo e na PDL. Parece estar envolvida na adesão celular (Horiuchi et al., 1999) e pode desempenhar um papel no metabolismo e na remodelação óssea. Nos espécimes de controlo, a expressão do ARNm da periostina foi uniformemente observada na PDL que circunda as raízes mesiais e distais dos molares superiores e foi fraca na PDL da área da furca da raiz. A expressão divergente do mRNA da periostina na PDL começou a ser observada às 3 horas e continuou até 96 horas após o início da movimentação dentária. As alterações máximas, que mostraram uma coloração mais forte nos locais de pressão do que nos locais de tensão, foram observadas às 24 horas. Estes resultados sugerem que a periostina é um dos factores locais que contribuem para a remodelação do tecido ósseo e periodontal após o stress mecânico durante o movimento dentário experimental (Wilde *et al.*, 2003; Cobo *et al.*, 2016)[13]

REACÇÃO DO OSSO ALVEOLAR

Expressão genética e osteoclastos

Na remodelação óssea durante o movimento dentário experimental, a indução de osteoclastos ocorreu primeiro nos canais vasculares da crista óssea alveolar no lado da pressão e depois na PDL no lado da pressão. Existem muitos genes envolvidos na proliferação, diferenciação e regulação dos osteoclastos. Entre os principais actores destas funções estão genes como a osteoprotegerina *(OPG)*, a catepsina K *(CTSK)* e o canal de cloreto 7 *(ClCN7)*, que são agentes limitadores da taxa de diferenciação e função dos osteoclastos (Harada e Rodan, 2003). *A OPG* bloqueia o fator de transcrição ativador do recetor de NF-kB (RANK) e a ligação do ligando RANK (RANKL), enquanto *a CTSK* destrói as proteínas da matriz óssea e o *ClCN7* mantém a neutralidade dos osteoclastos ao baralhar os iões de cloreto através da membrana celular. O RANK e o RANKL são também proteínas-chave que regulam a função dos osteoclastos. A síntese destas proteínas tem lugar nos osteoblastos e a sua expressão depende da magnitude da força aplicada.[13]

Outro interveniente importante na vida dos osteoclastos é o fator estimulador de colónias de macrófagos (M-CSF), que é necessário para o recrutamento e a sobrevivência dos osteoclastos (Sanuki *et al.*, 2010). Muitas interleucinas também desempenham um papel fundamental na função dos osteoclastos associada a forças mecânicas; os níveis de expressão das IL-17 e dos seus receptores aumentam em função da força de compressão. O fim da reabsorção óssea e o início da formação óssea ocorrem através de um mecanismo de acoplamento que garante que uma quantidade equivalente de osso seja depositada após a fase de reabsorção anterior. O IGF-II e as proteases, como os activadores do plasminogénio, desempenham um papel importante neste mecanismo de acoplamento (Hill, 1998). Zhang *et al.* (2020) identificaram o papel desempenhado pelos RNAs longos não codificantes (lncRNAs), a classe recém-identificada de RNAs funcionais que regulam a expressão genética e a regulação da tradução, na OTM.[13]

Expressão genética e osteoblastos/osteócitos

A diferenciação e a proliferação dos osteoblastos são processos separados, controlados por genes diferentes. Embora muitos genes controlem o complexo processo de osteogénese, o fator de transcrição core-binding fator 1 *(Cbfal*, também conhecido como *Runx2* ou *OSF2)* é o que se expressa mais cedo e é considerado o marcador mais específico para a formação óssea (Karsenty, 2003).

O evento inicial na formação óssea é a quimio-atração dos osteoblastos ou dos seus precursores para o local de formação óssea. Durante a OTM, a formação óssea começa com a migração de células estaminais das paredes dos vasos sanguíneos, ou células estaminais mesenquimais

(MSC) e a formação de pré-osteoblastos. Os osteoblastos que ficam rodeados por matriz calcificada e permanecem no osso são conhecidos como osteócitos. Os osteócitos ligam-se uns aos outros por processos estreitos localizados em canalículos ao longo da matriz óssea. Os osteócitos são importantes mecanossensores e transdutores da tensão mecânica aplicada, transformando a tensão em sinalização química para as células efectoras, ou seja, osteoblastos e osteoclastos (Tresguerres *et al.*, 2020).[13]

Após a aplicação de uma força mecânica, foram observados aumentos do ARNm do TGF-ß1 e da OPG nas células estiradas no lado de tensão da superfície óssea distal, em simultâneo com a perda de osteoclastos. Estes dois factores são conhecidos por terem um efeito negativo no recrutamento e sobrevivência dos osteoclastos. Algumas destas células distendidas foram identificadas como osteoblastos cuboidais que apresentavam sinais intensos para ambos os factores, sugerindo que poderá existir uma ligação sequencial entre a força tensional aplicada nas células de revestimento do osso, a regulação positiva do TGF-ß1/OPG e o desaparecimento dos osteoclastos (Kobayashi *et al.*, 2000). Foi demonstrado que o fator de crescimento do tecido conjuntivo (CTGF) é expresso em osteoblastos, fibroblastos e condrócitos. Durante o movimento experimental dos dentes, a expressão do mRNA do CTGF aumentou nos osteoblastos e nos osteócitos, sugerindo que o CTGF pode regular a função dos osteócitos durante a estimulação mecânica do osso (Yamashiro *et al.*, 2001).

Os osteoblastos contêm uma grande variedade de receptores de superfície celular funcionais abertos à ligação de proteínas. As proteínas morfogenéticas ósseas (BMPs) ligam-se a esses receptores, desencadeando uma via de sinalização que promove a diferenciação das células osteoprogenitoras e a regulação positiva da função dos osteoblastos (Massague *et al.*, 2000; Miyazono, 2000). As BMPs podem induzir a expressão *de Cbfa1/Runx2* e, por sua vez, a expressão e a sinalização das BMPs podem ser controladas por outras moléculas de sinalização e por genes Hedgehog.[13]

Remodelação óssea

A remodelação óssea em resposta a forças ortodônticas requer a ação sincronizada de osteoblastos, osteoclastos, osteócitos e células PDL. A comunicação célula-a-célula através de gap junctions tem sido implicada como um fator importante no mecanismo de transdução entre a força, tal como aplicada ao osso durante a OTM, e a remodelação óssea. Verificou-se que a presença da conexina 43, uma proteína que forma junções de hiato que ligam as células, aumenta na PDL após a exposição a forças mecânicas, sugerindo que esta proteína desempenha um papel na coordenação de eventos durante a remodelação do osso alveolar induzida experimentalmente (Su *et al.*, 1997). Foi também documentado um aumento da expressão em osteoblastos e osteócitos, tanto nos locais de formação como de reabsorção (Gluhak-Heinrich *et al.*, 2006). As alterações na expressão do ARNm da OPN durante o movimento experimental do dente foram detectadas nos osteócitos do lado da pressão nas fases iniciais, e gradualmente espalharam-se para os do lado da tensão, e também para os osteoblastos e células de revestimento ósseo no osso alveolar. Após o aumento da expressão da OPN, observou-se um número 17 vezes maior de osteoclastos e numerosas fossas de reabsorção no lado da pressão do osso alveolar, sugerindo que a OPN é um fator importante na remodelação óssea causada por forças mecânicas (Terai *et al.*, 1999).O papel desempenhado pela família de proteínas *Cas* (Crk-Associated Substrate) na remodelação óssea induzida mecanicamente através da sua associação com o NF-κB, alterando a mecanossensibilidade pelos osteócitos, foi demonstrado por Miyazaki et al. (2019). A influência do micro RNA -21 (MiR 21) na remodelação óssea através do mecanismo RANKL/OPG, em que o aumento da secreção de RANKL a partir de células T activadas e a regulação negativa de OPG induzem mais osteoclastos, é demonstrada através de dois estudos separados sobre a remodelação da sutura palatina média (Li *et al.*, 2020a) e OTM (Wu et al., 2020).[13]

COMPLICAÇÃO DA MOVIMENTAÇÃO DENTÁRIA ORTODÔNTICA

Falha de erupção/falha primária de erupção

A falha primária de erupção (PFE) é caracterizada por uma falha de erupção não sindrómica dos dentes permanentes na ausência de obstrução mecânica. As caraterísticas marcantes desta condição são a infra-oclusão dos dentes afectados, o aumento significativo da má oclusão posterior com mordida aberta, que acompanha o crescimento facial vertical normal, e a incapacidade de mover ortodonticamente os dentes afectados. Muitos estudos têm observado a base hereditária deste fenótipo dentário e, recentemente, foram identificadas mutações no recetor 1 da hormona paratiroideia (PTH1R) em vários casos familiares de PFE. Este conhecimento pode fornecer uma nova ferramenta de diagnóstico, bem como os meios para superar este problema na gestão clínica de pacientes ortodônticos com falha de erupção dentária.[13]

Recidiva dentária

A recidiva de dentes que se movimentaram durante o tratamento ortodôntico é um problema clínico importante que compromete os resultados de um tratamento bem-sucedido. Acredita-se que essa recidiva é uma resposta fisiológica dos tecidos de suporte e pode ser atribuída à instabilidade oclusal e ao aumento da tensão mecânica exercida pelas fibras transeptais da PDL (revisada em detalhes no Capítulo 19). Estas fibras são o principal componente da PDL, viajam do cemento para o cemento adjacente e do cemento para as papilas gengivais, e consistem em fibras de colagénio e oxitalano (Pareker *et al.*, 1972; Yoshida *et al.*, 1999). Com base neste conhecimento, estão a ser testados diferentes agentes biomédicos para determinar o seu efeito na prevenção deste problema, como os inibidores de RANKL OPG e denosumab, bisfosfonatos, proteínas morfogénicas ósseas (BMPs), sinvastatina e estrôncio. A transferência local do gene OPG para os tecidos periodontais pode inibir a recidiva após OTM, através da inibição da osteoclastogénese (Zhao *et al.*, 2012a). Até à data, o denosumab, um agente inibidor do RANKL, parece ser o agente mais promissor na prevenção da recidiva. No entanto, são necessários mais estudos antes que uma aplicação clínica esteja no horizonte (Swidi *et al.*, 2018).[13]

FACTORES GENÉTICOS E REABSORÇÃO RADICULAR EXTERNA

A análise da base genética para a resposta variável ao tratamento tem sido aplicada ao resultado adverso específico, por vezes associado ao tratamento ortodôntico, denominado reabsorção radicular apical externa (RRAE). O grau e a gravidade da RRAE associada ao tratamento ortodôntico são multifatoriais, envolvendo fatores do hospedeiro e ambientais. Existe uma associação da RRAE, naqueles que não receberam tratamento ortodôntico, com a falta de dentes, aumento da profundidade de sondagem periodontal e redução da altura da crista óssea. Indivíduos com bruxismo, roer de unhas crónico e mordidas abertas anteriores com impulso concomitante da língua também podem apresentar uma extensão aumentada da EARR antes do tratamento ortodôntico. A EARR também está aumentada como consequência patológica da carga mecânica ortodôntica em alguns pacientes. [1]

A quantidade de movimento ortodôntico está positivamente associada com a extensão resultante da EARR. O movimento dentário ortodôntico, ou "biomecânica", foi considerado responsável por aproximadamente um décimo a um terço da variação total da RRAE.Owman-Moll e colaboradores mostraram que a variação individual ofuscou a magnitude e o tipo de força na definição da suscetibilidade à reabsorção radicular histológica associada à força ortodôntica. As variações individuais foram consideráveis, tanto em relação à extensão quanto à profundidade da reabsorção histológica da raiz dentro dos indivíduos, e essas não foram correlacionadas com a magnitude do movimento dentário alcançado. Existe uma considerável variação individual na RRAE associada ao tratamento ortodôntico, indicando uma predisposição individual e uma etiologia multifatorial (complexa).

Estimativas de hereditariedade mostraram que aproximadamente metade da variação da EARR concomitante à ortodontia, e quase dois terços da EARR do incisivo central superior especificamente, pode ser atribuída à variação genética. Um estudo retrospetivo com gêmeos sobre a EARR encontrou evidências de que fatores genéticos e ambientais influenciam a EARR. Além disso, estudos realizados em um painel de diferentes camundongos consanguíneos suportaram um componente genético envolvendo múltiplos genes na reabsorção radicular histológica. Embora exista uma relação entre a força ortodôntica e a reabsorção radicular, ela tem como pano de fundo uma suscetibilidade individual previamente indefinida. Como as forças mecânicas e outros fatores ambientais não explicam adequadamente a variação observada entre as expressões individuais da RRAE, tem aumentado o interesse pelos fatores genéticos que influenciam a suscetibilidade à RRAE. A reação à força ortodôntica, incluindo a taxa de movimentação dentária, pode diferir dependendo do background genético do indivíduo. A variação no gene da interleucina-1ß *(IL-1B)* em indivíduos tratados ortodonticamente é responsável por 15% da variação na EARR.[1]

Os indivíduos da amostra tratada ortodonticamente que eram homozigotos para o alelo "1" do SNP *rs1143634 da IL-1B* +3953 (anteriormente designado como +3954) tinham uma probabilidade 5,6 vezes (intervalo de confiança de 95%, 1,89-21,20) maior de apresentar EARR de 2 mm ou mais do que aqueles que eram heterozigotos ou homozigotos para o alelo "2" *(p =*

0,004). Investigadores no Brasil seguiram essencialmente o mesmo protocolo, exceto pelo uso de radiografias periapicais em vez de telerradiografias laterais para medições pré-tratamento e pós-tratamento, e também encontraram este marcador genético para ser significativamente associado com EARR concomitante ao tratamento ortodôntico.

Reabsorção radicular apical externa de incisivos centrais superiores de 2 mm ou mais comparada com il-1B +3 953 (+ 3954) snp rs1143634 Genótipo

	1,1	1,2	2,2
Indiana			
Afectados	12(71%)	20(38%)	0
Não afetado	5(29%)	32(62%)	4(100%)
Brasil			
Afectados	11(65%)	7(37%)	5(20%)
Não afetado	6(35%)	12(63%)	20(80%)
Combinado			
Afectados	23(68%)	27(38%)	5(17%)
Não afetado	11(32%)	44(62%)	24(83%)

Número afetado ou não afetado para cada genótipo e porcentagem do total para aquele genótipo em cada célula. Os protocolos para as investigações independentes em Indiana e no Brasil foram essencialmente os mesmos, exceto que as medições de Indiana foram feitas a partir de radiografias cefalométricas laterais e as medições brasileiras foram feitas a partir de radiografias periapicais.

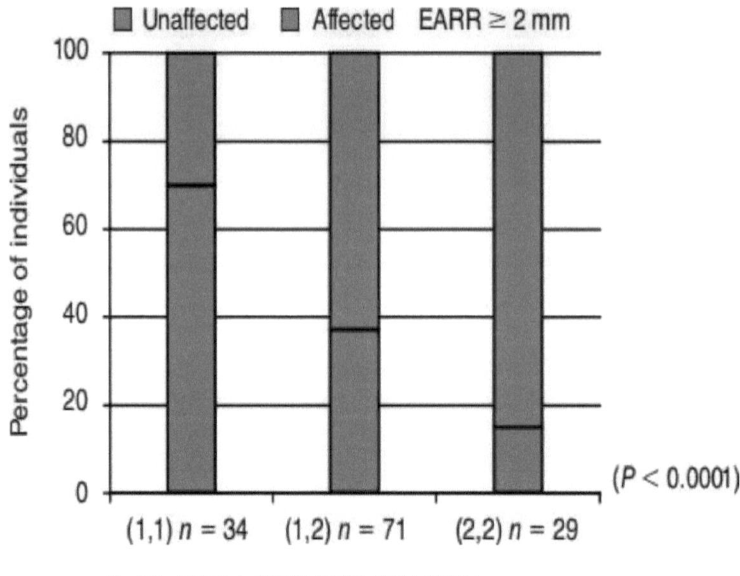

Percentagem de pacientes ortodônticos com 2 mm ou mais de reabsorção radicular apical externa (EARR) por genótipo IL-1B +3953 (anteriormente designado como +3954) SNP rs1143634 combinando os dados da Tabela acima.

Vale ressaltar que, como a RRAE concomitante ao tratamento ortodôntico é uma caraterística multifatorial/complexa, embora esse marcador genético esteja associado à ocorrência da caraterística na maioria das vezes, existem pacientes que apresentam o marcador de DNA que normalmente acompanha a RRAE e que não apresentam RRAE, e existem alguns pacientes com RRAE que não apresentam o marcador, de modo que o valor "preditivo" desse único marcador é limitado por si só, sem informações sobre outros marcadores de DNA (genes) e outras variáveis que possam estar envolvidas. Curiosamente, Iwasaki et al.142 encontraram diferenças individuais na relação entre as citocinas IL-1ß e IL-1RA (antagonista do recetor) no fluido crevicular, que se correlacionaram com as diferenças individuais na retração canina utilizando força idêntica. Embora a relação com marcadores genéticos não tenha sido realizada, esse estudo indica uma resposta individual variável à força ortodôntica, que pode ser mediada por

pelo menos em parte pelas citocinas IL-1ß e IL-1RA. Isso corrobora a hipótese de que a modelagem óssea mediada, pelo menos em parte, pela IL-1ß, como uma resposta individual à força ortodôntica, pode ser um fator da EARR. Um grande número de outros genes e suas proteínas, que afetam a fisiologia óssea, também poderiam estar envolvidos na taxa de movimentação dentária, assim como na EARR138. Testes adicionais de outro gene candidato, utilizando a análise de ligação não paramétrica de pares de irmãos com o marcador de microssatélite de DNA D18S64 (fortemente ligado ao gene *TNFRSF11A)*, identificaram evidências de ligação (LOD = 2,5; p = 0,02) da EARR afetando o incisivo central superior.143 Isso indica que o locus *TNFRSF11A*, ou outro gene fortemente ligado, está associado à EARR. O gene *TNFRSF11A* codifica a proteína RANK, parte da via de ativação dos osteoclastos.144 Estimativa futura

de suscetibilidade à EARR provavelmente exigirá a análise de vários genes, como mencionado anteriormente, a morfologia da raiz, os valores esqueleto-dentários e o método de tratamento a ser utilizado, ou essencialmente a quantidade de movimento dentário planeado para o tratamento.[1]

PROGRESSOS RECENTES NO DOMÍNIO DA GENÉTICA E DA BIOLOGIA MOLECULAR

DESENVOLVIMENTO CARNIOFACIAL NO EMBRIÃO.

Os recentes avanços na biologia molecular e na genética humana têm tido uma influência considerável na compreensão da genética orofacial. A especialidade de Ortodontia é confrontada com a evidência de que os factores genéticos desempenham um papel predominante na etiologia da má oclusão (Markovic, 1992). Isto é apoiado por estudos populacionais, especialmente estudos familiares e de gémeos (Lundstrom, 1954; Schulze e Weise, 1965; Johnston e Hunter, 1989). No entanto, estes estudos também revelaram ocasionalmente diferenças notáveis entre pais e filhos, entre irmãos e mesmo entre membros de pares de gémeos monozigóticos (Stewart e Spence, 1976), enfatizando o papel significativo dos factores ambientais no desenvolvimento da oclusão. Alguns conhecimentos sobre os mecanismos genéticos envolvidos na morfogénese craniofacial a nível molecular no embrião ajudam a nossa apreciação do papel da genética, não só na etiologia das anomalias craniofaciais, mas também na regulação da morfologia maxilar, mandibular e dentária. O desenvolvimento facial no embrião é demarcado pelo aparecimento da placa pré-cordal (a extremidade craniana do embrião) no décimo quarto dia de desenvolvimento. Uma das caraterísticas mais invulgares do desenvolvimento facial dos vertebrados é a origem do mesênquima facial, que surge a partir das células da crista neural. Invulgarmente, estas rompem a junção ectodérmica mesodérmica e migram para o tecido subjacente como células do ectomesênquima. A migração e a divisão das células da crista neural são extremamente importantes no desenvolvimento facial. Durante a sua migração, sofrem uma série de interações com a matriz extracelular e com os epitélios adjacentes para determinar a natureza e o padrão das estruturas neurais, esqueléticas e do tecido conjuntivo que irão formar. Entre os derivados das células da crista neural cefálica estão a maxila, a mandíbula, o zigomático, os ossos nasais e os ossos da abóbada craniana. Embora a cessação da migração das células da crista neural e os factores que fazem com que as células da crista neural se localizem em determinadas regiões ainda não sejam completamente compreendidos, a sua migração para os arcos branquiais ocorre de uma forma altamente regulada. Presume-se que este processo esteja sob o controlo de genes conhecidos como genes homeobox, que conferem às células da crista neural (NCC) uma identidade posicional, que medeia aspectos da morfogénese e modelação craniofacial.[11]

O PAPEL DA MOLÉCULA DE ADESÃO CELULAR.

As moléculas de adesão celular, tais como as caderinas, as integrinas, as imunoglobulinas e os proteoglicanos, são glicoproteínas que se encontram na superfície externa das membranas celulares e que se pensa serem importantes na embriogénese, em particular na formação de órgãos. No desenvolvimento craniofacial, o posicionamento exato das células da crista neural nos arcos branquiais pode implicar alterações na expressão de moléculas de adesão celular que são expressas e reguladas negativamente nas células da crista neural durante as fases pré-migratória e migratória. A desregulação de moléculas como as caderinas poderia alterar a fixação das células umas às outras, permitindo-lhes migrar (Baldwin et al., 1996; Kerrigan et al., 1998). Numa fase um pouco mais tardia, a molécula de adesão celular, syndecan, é expressa à medida que as prateleiras palatinas se elevam da vertical para a horizontal, e a expressão diminui durante a fusão (Fitchett et al., 1990). Pensa-se que estas alterações na expressão se devem a interações epiteliais mesenquimatosas e que, durante a rutura do epitélio do bordo medial, no momento da fusão das prateleiras palatinas, há uma

aumento da expressão da N-caderina. Isso pode ser fundamental para a transformação do epitélio em seus diferentes fenótipos (nasal e oral) e em mesênquima. Pensa-se também que a interação epitelial mesenquimal durante as fases de botão e capa da formação do folículo dentário depende da ação de moléculas de adesão celular, especialmente o sindecan (Bernfield et al., 1993)[11]

O PAPEL DOS GENES HOMOBOX.

Os genes homeobox são genes altamente conservados ao longo da evolução de diversos organismos e sabe-se agora que desempenham um papel na modelação do desenvolvimento embrionário. Como tal, é provável que sejam fundamentais na evolução das partes especializadas do corpo de muitas espécies animais e as diferenças entre organismos diferentes podem ser explicadas pelos diferentes modos de ação dos genes homeobox. Estes também podem ser considerados como genes mestres da cabeça e da face, controlando a modelação, a indução, a morte celular programada e a interação epitelial mesenquimal durante o desenvolvimento do complexo craniofacial. Os genes de particular interesse no desenvolvimento craniofacial incluem o grupo Hox, Msx1 e Msx2 (segmento muscular), Dlx (distaless), Otx (ortodôntico), Gsc (goosecoid) e Shh (sonic hedgehog). As proteínas codificadas por estes genes homeobox são factores de transcrição que controlam a

transcrição do ARN a partir do modelo de ADN no núcleo da célula. Os factores de transcrição podem ligar e desligar genes, activando ou reprimindo a expressão genética, e, por conseguinte, controlar outros genes, produzindo uma cascata coordenada de acontecimentos moleculares que, por sua vez, controlam a modelação e a morfogénese (Thesleff, 1995). A nível celular, este controlo é expresso através de dois grupos principais de proteínas reguladoras, a família dos factores de crescimento e a superfamília esteroide/tiroide/ácido retinóico (Evans, 1988). Estas moléculas reguladoras no mesênquima, tais como o fator de crescimento dos fibroblastos (FGF), o fator de crescimento epidérmico (EGF), o fator de crescimento transformador alfa (TGF), o fator de crescimento transformador beta (TGF) e as proteínas morfogenéticas ósseas (BMPs), são os veículos através dos quais a informação do gene homeobox é expressa na coordenação das células

migração e subsequentes interações celulares que regulam o crescimento (Johnston e Bronsky, 1995). Desta forma, diferentes partes do ADN são activadas em diferentes células, regulando as diferentes proteínas, enzimas, etc., produzidas por diferentes tecidos e órgãos. Estes mecanismos serão a chave para a compreensão da doença e da dismorfologia, e são objeto de intensa investigação em biologia craniofacial.

Alguns exemplos relevantes para o desenvolvimento craniofacial servem para ilustrar como isto está a proporcionar novos conhecimentos.[11]

GENÉTICA MOLECULAR NA DISMORFOLOGIA ORAL E CRANIOFACIAL Os estudos de genética molecular que utilizam modelos animais para malformações humanas permitem a elucidação dos mecanismos patogénicos. Por exemplo, os ratinhos com síndrome do ácido retinóico (RAS) ilustraram um envolvimento importante das células da crista neural (Sulik et al., 1988) e em síndromes humanas semelhantes, como a microssomia hemifacial, está implicado o envolvimento da crista neural. A administração posterior de ácido retinóico em ratinhos, em doses excessivas, mata as células ganglionares placodais e conduz a um complexo de malformações praticamente idêntico ao da síndrome de Treacher Collins. A craniossinostose, encerramento prematuro das suturas cranianas, é um defeito congénito comum nos seres humanos, ocorrendo em cerca de 1:2500 nados-vivos (Cohen, 1993) e verificou-se também que o encerramento prematuro das suturas tem origem em perturbações das células da crista neural. Através da genética molecular, os mecanismos subjacentes à craniossinostose estão a começar a ser desvendados. Foram feitos progressos consideráveis na elucidação da origem do desenvolvimento e da morfogénese de um esqueleto craniofacial através dos estudos pioneiros de Noden (1991) e de Couly e colegas (1993). Sabe-se que as mutações nos genes dos receptores do fator de crescimento dos fibroblastos (FGF) afectam o desenvolvimento da sutura em ratos e humanos, e verificou-se que tais mutações ocorrem nos síndromes de Apert, Crouzon e Pfeiffer (Wilkie, 1997). Na formação da sutura, pensa-se que o FGF fornece um sinal da dura-máter que impede as células de sofrerem uma ossificação prematura nas suturas presumíveis (Opperman et al., 1995), e a mutação do recetor do FGF interrompe a diferenciação destas células osteoblásticas progenitoras e faz com que a fusão ocorra prematuramente. Além disso, as mutações em dois factores de transcrição, MSX2 e TWIST, causam craniossinostose do tipo Boston e síndrome de Saethre-Chotzen, respetivamente (Jabs et al., 1993; Howard et al., 1997, el Ghouzzi et al., 1997)[11]

A GENÉTICA MOLECULAR NO DESENVOLVIMENTO DENTÁRIO.

O primeiro sinal de desenvolvimento do dente é um espessamento local do epitélio oral, que subsequentemente se invagina no mesênquima derivado da crista neural e forma um botão dentário. A dobragem epitelial subsequente e a rápida proliferação celular resultam, primeiro, na fase de capuz e, depois, na fase de sino da morfogénese dentária. Durante o estágio de sino, os odontoblastos produtores de dentina e os ameloblastos secretores de esmalte se diferenciam. O desenvolvimento do dente, tal como o desenvolvimento de todos os apêndices epiteliais, é regulado por interações tecidulares indutivas entre o epitélio e o mesênquima (Thesleff, 1995). Atualmente, existem cada vez mais provas de que várias moléculas mesenquimatosas e os seus receptores actuam como mediadores das interações epitélio-mesênquima durante o desenvolvimento do dente. Das proteínas morfogenéticas ósseas, os mRNAs da BMP2, 4 e 7 deslocam-se entre o epitélio e o mesênquima na regulação da morfogénese dentária (Aberg et al., 1997). A família do fator de crescimento dos fibroblastos (FGF) também foi localizada nos componentes epiteliais e mesenquimais do dente por imunohistoquímica (Cam et al., 1992); e no mesênquima dentário o desenvolvimento e a forma do dente são regulados pelo FGF8 e FGF9 através dos factores a jusante MSX1 e PAX9 (Kettunen e Thesleff, 1998).[11]

CONTROLO DO DESENVOLVIMENTO DOS DENTES.

Os genes homeobox têm implicações particulares no desenvolvimento dos dentes e, por isso

sobre Ortodontia. Os genes homeobox específicos do músculo Msx-1 e Msx-2 parecem estar envolvidos em interações epiteliais mesenquimais, e estão implicados no desenvolvimento craniofacial, e em particular na iniciação, posição de desenvolvimento (Msx-1) e desenvolvimento posterior (Msx-2) dos botões dentários (Mackenzie et al., 1991; Jowett et al., 1993). Outras evidências do papel de Msx1 provêm de experiências de eliminação de genes que resultam na perturbação da morfogénese dentária, entre outros defeitos (Satokata e Maas, 1994). Pax9 é também um fator de transcrição necessário para a morfogénese dentária (Neubuser et al., 1997). As proteínas morfogenéticas ósseas (BMPs) são membros da família dos factores de crescimento (TGF) e funcionam em muitos aspectos do desenvolvimento craniofacial, com funções específicas para cada tecido. Verificou-se que as BMPs têm múltiplos papéis não só na morfogénese óssea (a BMP 5, por exemplo, induz a osteogénese endocondral in vivo), mas a BMP 7 parece induzir a dentinogénese (Thesleff, 1995).[11]

DESORDEM NA MORFOGÉNESE DENTÁRIA.

AMELOGÉNESE IMPRÓPRIA.

Trata-se de um grupo de doenças geneticamente heterogéneas que afectam a formação do esmalte.

É clinicamente heterogénea, na medida em que foram descritas formas hipoplásicas, hipocalcificadas e de hipo-maturação (Witkop, 1988); e geneticamente heterogénea, com famílias que apresentam uma herança autossómica dominante, autossómica recessiva e ligada ao X (Witkop, 1988; Crawford e Aldred, 1992; Franco et al., 1995). Para além disso, a prevalência parece variar significativamente entre 1:14.000 (Witkop e Rao, 1971) e 1:700 (Backman e Holm, 1986). Nos seres humanos, dois amelogenes, AMGX e AMGY, foram clonados e mapeados nos cromossomas X e Y, respetivamente (Lau et al., 1989) e, em 1997, MacDougall et al. mapearam o gene da ameloblastina na região crítica para a IA autossómica dominante no cromossoma 4q21. É provável, no entanto, que mutações em vários genes possam estar envolvidas na etiologia de diferentes formas de IA de herança autossómica.[11]

DENTINOGÉNESE IMPERFEITA.

Esta doença é autossómica dominante e ocorre em aproximadamente 1:8000 nados vivos. Apresenta-se com descoloração acastanhada dos dentes, coroas susceptíveis de desgaste rápido, raízes frágeis e obliteração da câmara pulpar devido à produção contínua anormal de matriz dentinária (Shields, 1973). A DI também apresenta uma série de subtipos, um dos quais está associado à osteogénese imperfeita, na qual existe uma alteração nos genes do colagénio tipo 1. A maioria dos doentes com este tipo de dentinogénese imperfeita tem mutações e deleções para substituições de aminoácidos nos genes que codificam as subunidades do colagénio tipo 1 (Bonadio et al., 1990; Ganguly et al., 1991; Nicholls et al., 1996). Os defeitos estruturais nas moléculas de colagénio tipo 1 afectam a formação da matriz extracelular, resultando na patogénese da DI[11]

DISPLASIA ECTODÉRMICA

A displasia ectodérmica hipohidrótica é uma doença heterogénea com muitos tipos clinicamente distintos e é caracterizada pela tríade hipotricose (cabelo escasso), hipohidrose (falta de glândulas sudoríparas) e hipodontia (número reduzido de dentes). A hipodontia na AED varia desde a falta de alguns dentes até à anodontia completa; a anomalia da forma e o tamanho dos dentes também podem ser afectados (Kere et al., 1996; Thesleff, 1996). Kere e seus colegas (1996) identificaram o gene responsável pela AED ligada ao X, e descobriu-se que ele é expresso em queratinócitos, folículos pilosos, glândulas sudoríparas e em outros tecidos adultos e fetais. Uma iniciativa recente de Yamada et al. (1998) intitulada "The Oral and Craniofacial Genome Project" (Projeto do Genoma Oral e Craniofacial) procura criar projectos de investigação laboratorial em colaboração sobre tecidos embrionários humanos e de ratinho. O objetivo é criar bibliotecas de cDNA com vista a descobrir os genes do desenvolvimento oral e craniofacial normal e anormal. Em resumo, dois grandes grupos de proteínas reguladoras, incluindo os factores de crescimento mesenquimatoso, as proteínas morfogenéticas ósseas e o grupo dos esteróides/tiroides/retinóides, são os veículos através dos quais a informação dos genes homeobox é expressa. A sua distribuição temporal e espacial nas estruturas faciais está a ser gradualmente elucidada. O controlo mal coordenado da forma e do tamanho das estruturas (por exemplo, dentes e maxilares), por genes reguladores, deve explicar em grande parte os frequentes desajustes encontrados nas deformidades dento-faciais e, na verdade, nas más oclusões. Na procura de "genes candidatos" envolvidos na dismorfogénese maxilar ou mandibular, os polimorfismos nos genes homeobox e nos genes das moléculas que eles regulam serão os alvos principais.[11]

O FUTURO

Atualmente, a interceção e o tratamento ortodôntico bem sucedido da má oclusão hereditária são limitados pela extensão dos nossos conhecimentos. Devido à (i) falta de investigação dedicada a este problema específico, por exemplo, ensaios clínicos prospectivos e aleatórios, (ii) instrumentos de medição relativamente pouco precisos, e (iii) conhecimento limitado sobre os mecanismos genéticos envolvidos e a natureza exacta e os efeitos das influências ambientais, não conseguimos prever com um grau de certeza satisfatório a manifestação final do padrão de crescimento ou a gravidade da má oclusão conferida por um determinado genótipo. Que provas morfométricas científicas podemos fornecer

para sustentar a hipótese de que a má oclusão é determinada geneticamente ou para quantificar o efeito das influências ambientais? Uma vez que estão a ocorrer alterações morfológicas subtis, são necessárias técnicas muito sensíveis e modelos tridimensionais para as identificar. As limitações da análise cefalométrica convencional são bem reconhecidas e estão atualmente disponíveis técnicas mais discriminatórias para a análise morfométrica craniofacial. Novas técnicas, como a análise de Procrustes, a morfometria de elementos finitos, as transformações spline de placas finas e a análise da matriz de distâncias euclidianas, permitem a análise morfológica computorizada das configurações craniofaciais, o que possibilitará o mapeamento longitudinal das alterações espaciais durante a morfogénese craniofacial e, a partir destas técnicas, será possível a biomodelação preditiva. Tais programas informáticos morfométricos estão a ser aplicados a dados craniofaciais internos obtidos a partir de cefalogramas laterais e póstero-anteriores (Singh *et al.*, 1996), e programas semelhantes foram ou estão em vias de ser desenvolvidos para dados de superfície obtidos por varrimento linear a laser (Moss *et al.*, 1987) e estereofotogrametria (Ayoub *et al.*, 1996). Do ponto de vista genético, o advento de técnicas de diagnóstico no campo da genética molecular torna possível identificar morfogenes relevantes ou marcadores genéticos, como os do prognatismo mandibular, ou influenciar o desenvolvimento da má oclusão, por exemplo, poderá o apinhamento ser eliminado através da manipulação selectiva do gene homeobox responsável pela iniciação da formação dos dentes e pela modelação da dentição? Este último é mais um conceito teórico do que uma proposta prática, mas aspectos do diagnóstico ortodôntico e do planeamento do tratamento podem muito bem assumir um significado completamente novo à medida que avançamos para o século XXI. A terapêutica molecular está a ser utilizada no campo da cirurgia maxilofacial, onde o conhecimento das proteínas morfogenéticas ósseas (BMPs) é explorado na regeneração terapêutica em casos de deficiência óssea congénita ou adquirida. Cabe, por conseguinte, à especialidade de ortodontia manter-se a par dos desenvolvimentos da genética molecular.[10]

CONCLUSÃO

O conhecimento do papel da genética é essencial para o ortodontista, pois ajuda a compreender porque é que um paciente tem uma determinada oclusão, uma vez que a má oclusão é uma manifestação da interação genética e ambiental no desenvolvimento do complexo orofacial. O conhecimento da expressão genética do mau desenvolvimento dentofacial é uma ajuda essencial na correção da má oclusão, pois ajuda a separar as más oclusões hereditárias das devidas ao efeito de factores ambientais e, assim, ajuda a diagnosticar, tratar e, possivelmente, até prevenir a ocorrência de uma má oclusão na geração seguinte.

Compreender a genética subjacente à variação dentofacial em pacientes com má oclusão é fundamental para desenvolver estratégias preventivas e modalidades de tratamento inovadoras que irão beneficiar cada paciente. A tecnologia para adquirir dados fenotípicos e genéticos abrangentes para realizar essas descobertas está ao nosso alcance e, portanto, é importante que os centros acadêmicos de ortodontia estabeleçam grandes consórcios de imagens e dados para acelerar essas descobertas.

Devido à presunção de que as más oclusões com uma "causa genética" são menos passíveis de tratamento do que aquelas com uma "causa ambiental", alguns investigadores e clínicos gostariam de obter uma resposta inequívoca à questão de saber se a má oclusão de um paciente é o resultado de factores genéticos ou ambientais. No entanto, o padrão de crescimento e desenvolvimento é tipicamente o resultado de uma interação entre múltiplos factores genéticos e ambientais ao longo do tempo. [1]

Assim, a má oclusão observada na maioria dos pacientes é de causa poligénica/multifatorial. Isso não significa que as más oclusões específicas não sejam fortemente influenciadas por genes únicos que têm grandes efeitos. Mesmo no caso de caraterísticas e síndromes monogénicas, existem provas da influência de outros genes e factores ambientais, embora a influência monogénica seja particularmente forte. Devido aos diferentes métodos utilizados e à natureza das estimativas de hereditariedade, existe uma gama de valores para as estruturas craniofaciais esqueléticas e dentoalveolares. A hereditariedade tende a explicar insuficientemente a variação observada entre os membros da família.

A utilização de dados familiares é mais qualitativa do que quantitativa na previsão do crescimento de um membro individual da família. Em geral, as estimativas de hereditariedade para estruturas esqueléticas craniofaciais tendem a ser maiores do que aquelas para traços dentoalveolares (oclusais). A hipodontia é uma exceção à tendência geral para os traços oclusais terem estimativas de hereditariedade baixas. Aparentemente, alguma influência genética afecta os caninos deslocados palatalmente, pelo menos em alguns casos, parcialmente através de um efeito no desenvolvimento dos incisivos laterais.

A fidelidade da simetria do desenvolvimento, medida pela assimetria flutuante, é uma medida do stress ambiental. Assim, as diferenças entre as estruturas bilaterais de imagem em espelho são devidas a factores ambientais. A capacidade do paciente de amortecer o efeito dos factores ambientais no desenvolvimento de estruturas bilaterais em espelho tem uma forte componente genética. Contrariamente à presunção de que as más oclusões de "causa genética" são menos passíveis de tratamento do que as de "causa ambiental", uma alteração nos factores ambientais pode afetar uma caraterística poligénica com uma elevada estimativa de hereditariedade. O efeito depende da resposta do paciente à mudança no ambiente (por exemplo, tratamento). Nem todos os indivíduos terão a mesma capacidade de responder à mudança no ambiente, embora possa haver uma sobreposição considerável. A capacidade de um indivíduo responder a uma mudança no ambiente influenciada por factores genéticos é de maior importância clínica do que a influência relativa que a variação genética tem na variação fenotípica antes do tratamento. No futuro, a capacidade do ortodontista de tratar melhor os pacientes dependerá de investigações sobre como os factores ambientais afectam a expressão genética que influencia a má oclusão. Uma variável importante é o papel que a variação genética individual tem na resposta ao tratamento, que é dirigido a uma mudança ambiental específica.[1]

REFERÊNCIAS

1. Hartsfield, James & Morford, Lorri. (2020). Genética e Ortodontia Graber 6ª ed Chapt 2.

2. Carlson DS. Evolução dos conceitos de hereditariedade e genética em ortodontia. Am J Orthod Dentofacial Orthop. 2015 Dec;148(6):922-38. doi: 10.1016/j.ajodo.2015.09.012. PMID: 26672698.

3. Muhamad, Abu-Hussein & Ped, Cert. (2021). Genética e Ortodontia.

4. Neela PK, Atteeri A, Mamillapalli PK, Sesham VM, Keesara S, Chandra J, Monica U, Mohan V. Genetics of Dentofacial and Orthodontic Abnormalities. Glob Med Genet. 2020 Dez; 7 (4): 95-100. doi: 10.1055 / s-0040-1722303. Epub 2021 Feb 1. PMID: 33693441; PMCID: PMC7938796.

5. Morton NE. Genetic epidemiology. Annu Rev Genet. 1993;27:523-38. doi: 10.1146/annurev.ge.27.120193.002515. PMID: 8122911.

6. Sandler I. Desenvolvimento. O legado de Mendel para a genética. Genetics. 2000 Jan;154(1):7- 11. doi: 10.1093/genetics/154.1.7. PMID: 10628964; PMCID: PMC1460897.

7. Gayon J. De Mendel à epigenética: História da genética. C R Biol. 2016 Jul- Ago;339(7-8):225-30. doi: 10.1016/j.crvi.2016.05.009. Epub 2016 Jun 2. PMID: 27263362.

8. Sandford R.N (2002) "Clinical genetics" Davidson's, principles and practice of medicine. Churchill Livingstone.

9. Lauweryns I, Carels C, Vlietinck R. A utilização de gémeos na investigação genética dentofacial. Am J Orthod Dentofacial Orthop. 1993 Jan;103(1):33-8. doi: 10.1016/0889-5406(93)70101-S. PMID: 8422028.

10. Mossey PA. A hereditariedade da má oclusão: parte 2. A influência da genética na má oclusão. Br J Orthod. 1999 Sep;26(3):195-203. doi: 10.1093/ortho/26.3.195. PMID: 10532158.

11. Mossey, Peter. (1999). A hereditariedade da má oclusão: Parte 1 - Genética, princípios e terminologia. Jornal Britânico de Ortodontia. 26. 103-13.

12. Vieira AR. Sobre a contribuição genética para a hipomineralização dos incisivos molares. Int J Paediatr Dent. 2019 Jan;29(1):2-3. doi: 10.1111/ipd.12439. Epub 2018 Oct 26. PMID: 30367537.

13. Zeichner-David, Margarita. (2015). Influências genéticas no movimento dentário ortodôntico. 10.1002/9781118916148.ch11.

14. Moss ML, Salentijn L. O papel primário das matrizes funcionais no crescimento facial. Am J Orthod. 1969 Jun;55(6):566-77. doi: 10.1016/0002-9416(69)90034-7. PMID: 5253955.

15. Litton SF, Ackermann LV, Isaacson RJ, Shapiro BL. Um estudo genético da má oclusão de Classe 3. Am J Orthod. 1970 Dec;58(6):565-77. doi: 10.1016/0002- 9416(70)90145-4. PMID: 5273734.

16. Lundström A. Nature versus nurture in dento-facial variation. Eur J Orthod. 1984 maio;6(2):77-91. doi: 10.1093/ejo/6.2.77. PMID: 6587973.

17. Brady J. Falha primária familiar da erupção dos dentes permanentes. *British Journal of Orthodontics.* 1990;17(2):109-113.

18. Wolff G, Wienker TF, Sander H. Sobre a genética do prognatismo mandibular: análise de grandes famílias nobres europeias. J Med Genet. 1993 Feb;30(2):112-6. doi: 10.1136/jmg.30.2.112. PMID: 8445614; PMCID: PMC1016265.

19. Peck S, Peck L, Kataja M. Especificidade do local da agenesia dentária em indivíduos com malposições dos caninos superiores. Angle Orthod. 1996;66(6):473-6. doi: 10.1043/0003-3219(1996)066<0473:SSOTAI>2.3.CO;2. PMID: 8974184.

20. Peck S, Peck L, Kataja M. Má oclusão de Classe II Divisão 2: um padrão hereditário de dentes pequenos em maxilares bem desenvolvidos. Angle Orthod. 1998 Feb;68(1):9-20. doi: 10.1043/0003-3219(1998)068<0009:CIDMAH>2.3.CO;2. PMID: 9503130.

21. Kapadia H, Mues G, D'Souza R. Genes que afectam a morfogénese dentária. Orthod Craniofac Res. 2007 Nov;10(4):237-44. doi: 10.1111/j.1601-6343.2007.00407.x. PMID: 17973693.

22. Lidral AC, Moreno LM, Bullard SA. Factores Genéticos e Fendas Orofaciais. Semin Orthod. 2008 Jun;14(2):103-114. doi: 10.1053/j.sodo.2008.02.002. PMID: 19492008; PMCID: PMC2598422.

23. De Coster PJ, Marks LA, Martens LC, Huysseune A. Agenesia dentária: perspectivas genéticas e clínicas. J Oral Pathol Med. 2009 Jan;38(1):1-17. doi: 10.1111/j.1600-0714.2008.00699.x. Epub 2008 Sep 1. PMID: 18771513.

24. Rutledge, Morgan e James K. Hartsfield. "Factores Genéticos na Etiologia dos Caninos Deslocados Palatalmente". Seminários em Ortodontia 16 (2010): 165-171.

25. Cakan DG, Ulkur F, Taner TU. A base genética das caraterísticas do esqueleto facial e sua relação com a ortodontia. Eur J Dent. 2012 Jul;6(3):340-5. PMID: 22904665; PMCID: PMC3420844.

26. Moreno Uribe LM, Miller SF. Genética da variação dentofacial na má oclusão humana. Orthod Craniofac Res. 2015 Abr;18 Suppl 1(0 1):91-9. doi: 10.1111/ocr.12083. PMID:

25865537; PMCID: PMC4418210.

27. Guo Y, He S, Gu T, Liu Y, Chen S. Factores de risco genéticos e clínicos da reabsorção radicular associada ao tratamento ortodôntico. Am J Orthod Dentofacial Orthop. 2016 Aug;150(2):283-9. doi: 10.1016/j.ajodo.2015.12.028. PMID: 27476361.

28. Citak M, Cakici EB, Benkli YA, Cakici F, Bektas B, Buyuk SK. Anomalias dentárias numa população de pacientes ortodônticos com agenesia do incisivo lateral superior. Dental Press J Orthod. 2016 Nov-Dez;21(6):98-102. doi: 10.1590/2177-6709.21.6.098- 102.oar. PMID: 28125145; PMCID: PMC5278939.

29. Doraczynska-Kowalik A, Nelke KH, Pawlak W, Sasiadek MM, Gerber H. Factores Genéticos Envolvidos no Prognatismo Mandibular. J Craniofac Surg. 2017 Jul;28(5):e422-e431. doi: 10.1097/SCS.0000000000003627. PMID: 28570402.

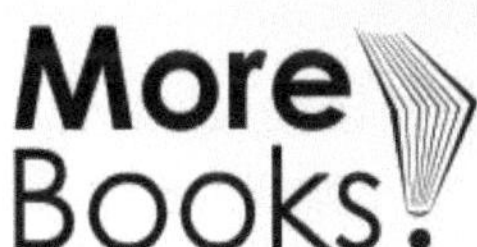

More Books!

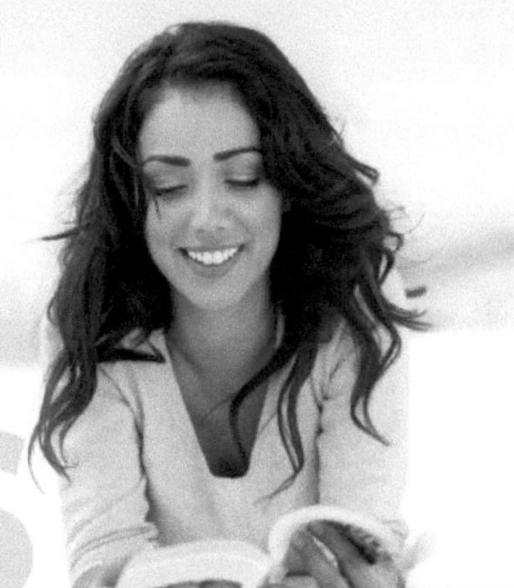

yes

I want morebooks!

Buy your books fast and straightforward online - at one of world's fastest growing online book stores! Environmentally sound due to Print-on-Demand technologies.

Buy your books online at
www.morebooks.shop

Compre os seus livros mais rápido e diretamente na internet, em uma das livrarias on-line com o maior crescimento no mundo! Produção que protege o meio ambiente através das tecnologias de impressão sob demanda.

Compre os seus livros on-line em
www.morebooks.shop

info@omniscriptum.com
www.omniscriptum.com

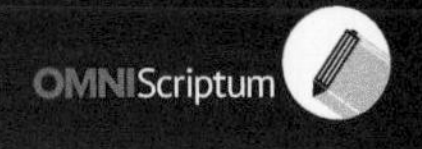

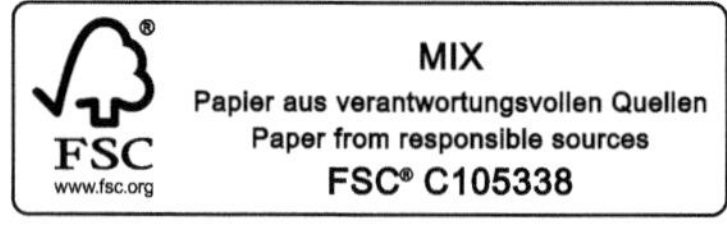

Printed by Books on Demand GmbH, Norderstedt / Germany